世界の
インパクトファクターを決める
トムソン・ロイター社が
選出

開業医のための口腔外科
重要12キーワード
ベスト240論文

講演や雑誌でよく見る、あの分類および文献

監修 河奈裕正　**著者** 角田和之／莇生田整治／宮下英高

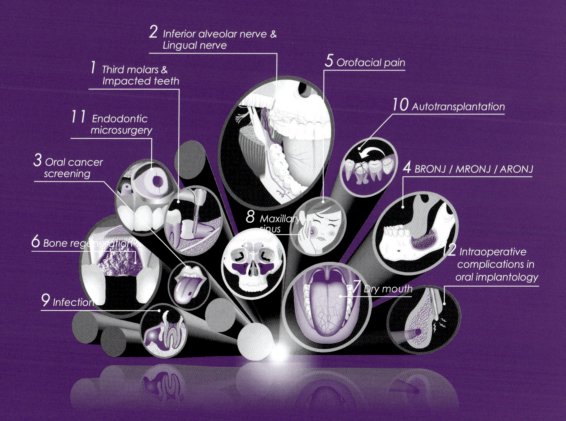

1 Third molars & Impacted teeth
2 Inferior alveolar nerve & Lingual nerve
3 Oral cancer screening
4 BRONJ / MRONJ / ARONJ
5 Orofacial pain
6 Bone regeneration
7 Dry mouth
8 Maxillary sinus
9 Infection
10 Autotransplantation
11 Endodontic microsurgery
12 Intraoperative complications in oral implantology

クインテッセンス出版株式会社　2017
QUINTESSENCE PUBLISHING

Berlin, Barcelona, Chicago, Istanbul, London, Milan, Moscow, New Delhi, Paris, Prague, São Paulo, Seoul, Singapore, Tokyo, Warsaw

序文

　クインテッセンス出版が誇るトムソン・ロイターシリーズ。ついに「口腔外科」版が発刊される。思えば本シリーズの初刊、2014年に日本インプラント臨床研究会により執筆された「世界のインパクトファクターを決めるトムソン・ロイター社が選出　インプラントのための重要12キーワード・ベスト240論文」は近年稀に見る、文字どおりインパクトの極めて高い書籍であった。多くの研究会、エキスパートの講演資料、研究者の論文リファレンスとして有用であったばかりか、書籍後半では押さえておくべき著名な分類が芋蔓式に読めるという、初学者にとっても垂涎の的であった。したがって、「口腔外科」版のお誘いをいただいたときはイエスと即答した。

　選択した12キーワードは、歯科開業医と口腔外科専門医との架け橋となるべく、両者に共通の話題に絞り込んだ。「智歯および埋伏歯」「下歯槽神経および舌神経」は抜歯併発症の防止に大いに役立つものである。「口腔がんスクリーニング」は本邦での啓蒙活動が客観性を帯びるよう、世界の潮流を知るために設けた。「薬剤関連顎骨壊死」に対するコンセンサスはいまだ得られていないが、現時点を知るため掲載した。「口腔顔面痛」はその診断プロセスが極めて重要であるため設けた。「骨再生」は骨造成に関連させるため取り上げた。「ドライマウス」は超高齢社会での課題として着目した。「上顎洞」は隣接解剖の理解と実臨床に役立つものである。「感染」はすべての医学・歯学領域が関係する課題である。「自家歯牙移植」では診断、方法、予後を改めて検証した。「エンドドンティックマイクロサージェリー」は口腔外科学、歯科保存学の交わりが顕微鏡歯科として結実したトレンドである。「インプラント術中併発症」は社会的にも注視されており、予防や予後を見据えた話題である。

　口腔外科専門施設では数多くの口腔顎顔面疾患に対する研究と臨床を行っている。本書は「開業医のための」という前置きで始まるが、若い方には、他の専門的なキーワードもWeb of Scienceで絶え間なく検索し、マイ・キーワード集をお作りいただきたい。Web of Scienceは書誌情報管理ツールEndNote®と完全統合されているので皆様には嬉しい限りだと思う。

　トムソン・ロイターシリーズは知らないことを謙虚に学べる本であるが、編者の主眼はトレンドを見抜く眼を養いつつも、その後、抄録ではなく論文本文へといざなうことである。本書はその道先案内人に他ならない。

　最後に、執筆のお誘いと終始ご指導をいただいたクインテッセンス出版株式会社の山形篤史取締役、論文検索から刊行に至る実務の細部まで力を注いでいただいた同社第一書籍編集部の森田ゆり恵氏、編集でご尽力いただいた田島佑介氏、木村一輝氏、「口腔顔面痛」でご指導いただいた日本口腔顔面痛学会理事、米国口腔顔面痛学会認定医の川崎市立井田病院歯科口腔外科部長・村岡渡先生、そして、毎日多くの時間を割いて労を惜しまず執筆いただいた同僚、角田和之先生、莇生田整治先生、宮下英高先生各位と、支えてくださったご家族様に心から感謝の意を表します。

2017年7月吉日
オスラーの言葉、「医学はサイエンスに基づいたアートである」とともに
編者　河奈裕正

河奈裕正　Hiromasa Kawana

1988 年	東北大学歯学部 卒業
1988 年	慶應義塾大学医学部 研修医（歯科・口腔外科学）
1990 年	慶應義塾大学医学部 専修医（歯科・口腔外科学）
1990 年	国家公務員共済立川病院 歯科口腔外科医員
1991 年	清水市立病院（現：静岡市立清水病院）口腔外科医員
1995 年	ドイツ・ヨハネスグーテンベルク大学口腔顎顔面外科 客員研究員
2006 年	慶應義塾大学医学部 専任講師（歯科・口腔外科学）
2007 年	慶應義塾大学病院歯科・口腔外科診療科 副部長兼任
2012 年	慶應義塾大学医学部 准教授（歯科・口腔外科学）

医学博士，日本口腔外科学会専門医・指導医・代議員，日本顎顔面インプラント学会専門医・指導医・理事，日本がん治療認定医機構 認定医・暫定教育医（歯科口腔外科），日本顎関節学会専門医・指導医・評議員，日本顎顔面再建先進デジタルテクノロジー学会理事，日本口腔腫瘍学会評議員，日本顕微鏡歯科医学会評議員

著書：インプラント治療に役立つ外科基本手技〜切開と縫合テクニックのすべて〜　クインテッセンス出版, 2000. 韓国語版 2000, 改訂版 2015, 中国語版 2016 他

角田和之　Kazuyuki Tsunoda

1992 年	東京歯科大学歯学部 卒業
1992 年	慶應義塾大学医学部 研修医（歯科・口腔外科学）
1994 年	慶應義塾大学医学部 専修医（歯科・口腔外科学）
1995 年	独立行政法人国立病院機構栃木病院歯科口腔外科レジデント
1998 年	慶應義塾大学医学部 助手（歯科・口腔外科学）
1998 年	慶應義塾大学医学部 助手（皮膚科）
2001 年	慶應義塾大学医学部 助手（歯科・口腔外科学）
2002 年	慶應義塾大学医学部総合医科学研究センター 助手（文部科学省 21世紀 COE 医学系幹細胞医学と免疫学の基礎臨床一体型拠点）
2007 年	慶應義塾大学医学部 助教（歯科・口腔外科学）
2012 年	慶應義塾大学医学部 専任講師（歯科・口腔外科学）

日本口腔外科学会専門医，日本口腔科学会認定医，日本有病者歯科医療学会指導医・専門医・認定医，日本歯科心身医学会認定医，日本口臭学会口臭認定医，インフェクションコントロールドクター

莇生田 整治　Seiji Asoda

1995 年	東北大学歯学部 卒業
2008 年	東京医科歯科大学大学院医歯学総合研究科（顎顔面頸部機能再建学系）修了
1995 年	慶應義塾大学医学部 研修医（歯科・口腔外科学）
1997 年	独立行政法人国立病院機構栃木病院歯科口腔外科レジデント
1999 年	川崎市立川崎病院口腔外科医員
2001 年	慶應義塾大学医学部 助手（歯科・口腔外科学）
2002 年	がん・感染症センター都立駒込病院口腔外科医員
2007 年	慶應義塾大学医学部 助教（歯科・口腔外科学）
	慶應義塾大学病院歯科・口腔外科診療科 医長（病棟）
2012 年	慶應義塾大学医学部 専任講師（歯科・口腔外科学）

博士（歯学）東京医科歯科大学，日本口腔外科学会専門医・指導医，日本がん治療認定医機構がん治療認定医・暫定教育医（歯科口腔外科），日本口腔腫瘍学会口腔がん専門医・暫定口腔がん指導医，日本顎顔面インプラント学会専門医・指導医，日本口腔科学会認定医，日本口腔インプラント学会代議員，独立行政法人医薬品医療機器総合機構（PMDA）専門委員

宮下英高　Hidetaka Miyashita

2004 年	東京歯科大学歯学部 卒業
2004 年	慶應義塾大学医学部 研修医（歯科・口腔外科）
2007 年	静岡市立清水病院口腔外科医員
2009 年	がん・感染症センター都立駒込病院口腔外科医員
2014 年	慶應義塾大学医学部 助教（歯科・口腔外科）

日本口腔外科学会専門医，日本がん治療認定医機構がん治療認定医（歯科口腔外科）

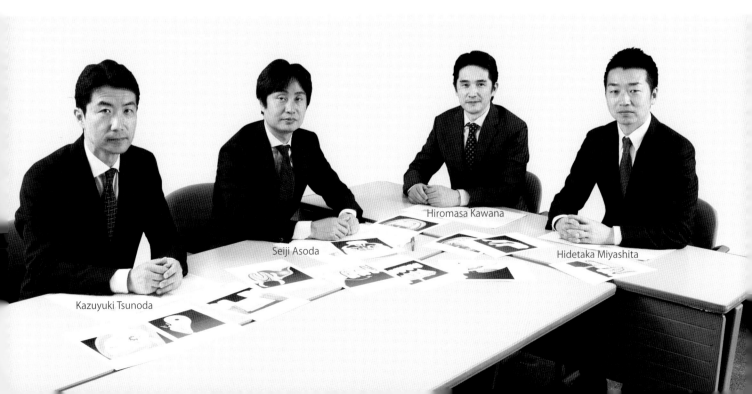

Contents

重要キーワード 12 — 9

1. Third molars & Impacted teeth — 10
2. Inferior alveolar nerve & Lingual nerve — 20
3. Oral cancer screening — 30
4. BRONJ / MRONJ / ARONJ — 40
5. Orofacial pain — 50
6. Bone regeneration — 60
7. Dry mouth — 70
8. Maxillary sinus — 80
9. Infection — 90
10. Autotransplantation — 100
11. Endodontic microsurgery — 110
12. Intraoperative complications in oral implantology — 120

Contents

講演や雑誌でよく見る、あの分類および文献 — 130

1. 下顎埋伏智歯の埋伏状態による Pell-Gregory と Winter の分類 — 132
2. 下顎埋伏智歯と下顎管との位置関係の評価：パノラマX線写真とコーンビームCTの相関性に関する分類 — 133
3. 下顎智歯抜歯における下歯槽神経障害の放射線学的術前評価 — 134
4. Sunderland、Seddon の神経損傷の分類 — 135
5. 下顎智歯部における舌神経の走行パターン — 136
6. オトガイ神経の下顎骨内経過の分類（アンテリアループ） — 137
7. 口腔癌の臨床型分類 — 138
8. 口腔白板症の臨床的分類 — 139
9. AAOMS と顎骨壊死検討委員会のポジションペーパーの比較 — 140
10. 4つのペインスケール — 142
11. 口腔顔面痛疾患の構造化問診と鑑別診断 — 143
12. Urban のフラップデザインの分類：上顎前歯部垂直性骨欠損に対する骨造成術 — 144
13. Urban のソーセージテクニック — 146
14. ドライマウスの分類と診断 — 148
15. 上顎洞と上顎臼歯根尖との距離 — 149
16. 上顎洞造成術に関連した上顎骨内の血管走行に関する分類 — 150
17. 歯性感染症治療の推奨抗菌薬 — 151
18. 月星の自家歯牙移植の分類 — 152
19. 従来の外科的歯内療法とエンドドンティックマイクロサージェリーとの比較 — 154
20. 外科的歯内療法における歯種別での手術用マイクロスコープ使用・不使用による成功率の比較 — 155
21. 下顎前歯部インプラント手術における動脈損傷：舌側表面への動脈分布パターン — 156
22. 臼歯部舌側の骨外穿孔のリスクファクターに関する分類 — 157
23. 結合組織採取時の動脈損傷：大口蓋動脈の走行パターン — 158

本書の見方

概要
インパクトファクターの決定やノーベル賞の受賞者予測で知られるクラリベイト・アナリティクスの Web of Science を利用し、口腔外科関連の講演や発表および治療において重要な12キーワードで論文検索を行った。

本書は、検索結果を被引用件数順に並び替え、上位20件を列記した。さらに20論文を編集委員会にて吟味し、キーワードに照らして臨床における関連性・重要性・有益性の高い8論文についての抄録を掲載した。

加えて学会や講演会、雑誌等に頻回登場し、必読と思われる分類や論文を添付した。

用語解説

① 検索キーワード
Web of Science® 上にて検索に用いたキーワード。カテゴリーを選択（タイトルもしくはトピック）して検索する。"AND"でキーワードの重複論文が、"OR"でいずれかに該当する論文が、また"NOT"でそのキーワードを含まない論文が選択される。

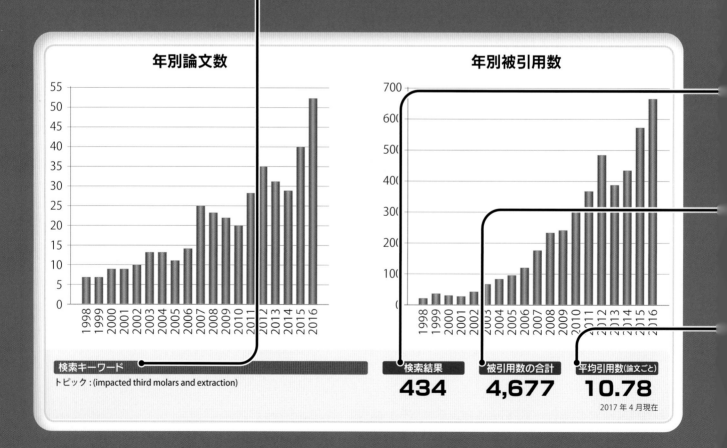

検索キーワード
トピック：(impacted third molars and extraction)

検索結果	被引用数の合計	平均引用数(論文ごと)
434	4,677	10.78

2017年4月現在

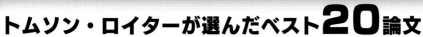

トムソン・ロイターが選んだベスト20論文

引用数	タイトル・和訳	2013年	2014年	2015年	2016年	合計引用数	平均引用数（1年ごと）
1位	Tantanapornkul W, Okouchi K, Fujiwara Y, Yamashiro M, Maruoka Y, Ohbayashi N, Kurabayashi T. A comparative study of cone-beam computed tomography and conventional panoramic radiography in assessing the topographic relationship between the mandibular canal and impacted third molars. Oral Surg Oral Med Oral Pathol Oral Radiol Endod 2007;103(2):253-259. 下顎管と埋伏第三大臼歯との位置関係の評価におけるコーンビームCTと通常のパノラマX線写真との比較研究	14	7	10	7	100	9.09
2位	Sammartino G, Tia M, Marenzi G, di Lauro AE, D'Agostino E, Claudio PP. Use of autologous platelet-rich plasma (PRP) in periodontal defect treatment after extraction of impacted mandibular third molars. J Oral Maxillofac Surg 2005;63(6):766-770. 下顎第三大臼歯抜歯後の歯周欠損治療における自己多血小板血漿の使用	5	5	9	4	80	6.15

⑤ 2013年〜2016年引用数
各論文の2013年〜2016年の被引用数の合計

⑥ 合計引用数
各論文が発表されてから2017年4月までにおける被引用数の合計

② 検索結果
キーワードを基に検索された総論文数

③ 被引用数の合計
②で検索された総論文の被引用数の合計

④ 平均引用数（論文ごと）
該当キーワードにおける1論文あたりの平均引用数（③を②で割ったもの）

本書を読む前に知っておくべきキーワード

Web of Science とは？

　Web of Science とは、トムソン・ロイター社（現在はクラリベイト・アナリティクス社が継承）が提供してきたオンラインの学術データベース。自然科学、社会科学、人文科学の全分野における主要論文誌、総計約 12,000 誌の情報がカバーされている。インパクトファクターの計算根拠であり、毎年のノーベル賞受賞者の予測でも知られる。　　　　　（Wikipedia より引用・改変）

インパクトファクターとは？

　インパクトファクター（文献引用影響率）とは、特定のジャーナル（学術雑誌）に掲載された論文が特定の年または期間内にどれくらい頻繁に引用されたかを平均値で示す尺度である。これはクラリベイト・アナリティクスの Journal Citation Reports™ （JCR™）が備えている評価ツールのひとつである。

　毎年 JCR™ が公開するインパクトファクターは、被引用数と最近出版された論文との比率である。特定のジャーナルのインパクトファクターは、対象年における引用回数を、対象年に先立つ2年間にそのジャーナルが掲載したソース項目の総数で割ることによって計算される。（クラリベイト・アナリティクス社 Web サイトより引用・改変）

　インパクトファクターを保持することがジャーナルのステータスであるとともに、それが高いほどジャーナルの価値も高いとされる（例：Nature、New England Journal of Medicine など）。

$$\text{インパクトファクター} = \frac{\text{対象年にジャーナルが掲載した論文が引用された回数}}{\text{対象年に先立つ2年間にジャーナルが掲載した論文の総数}}$$

2016年6月現在の口腔外科分野におけるインパクトファクター上位5ジャーナル　（Journal Citation Reports™ より引用）

Ranking 順位	Full Journal Title 雑誌	Total Cites	Journal Impact Factor	Eigenfactor Score
1位	Oral Oncology	8,242	4.794	0.01421
2位	Journal of Dental Research	17,285	4.755	0.02225
3位	Journal of Oral & Facial Pain and Headache	221	2.760	0.00093
4位	Journal of Oral Rehabilitation	4,824	2.098	0.00528
5位	Journal of Oral Pathology & Medicine	4,372	2.043	0.00390

Total Cites はどれだけ多く引用されているかを、アイゲンファクター（EF）はいかに影響力の強い雑誌に引用されているかを表している。特に EF は Nature などの総被引用数の多いジャーナルからの引用に重み付けをして評価したものであり、より実態を表している。IF、EF ともに高いジャーナルはさらに価値が高いといえる。

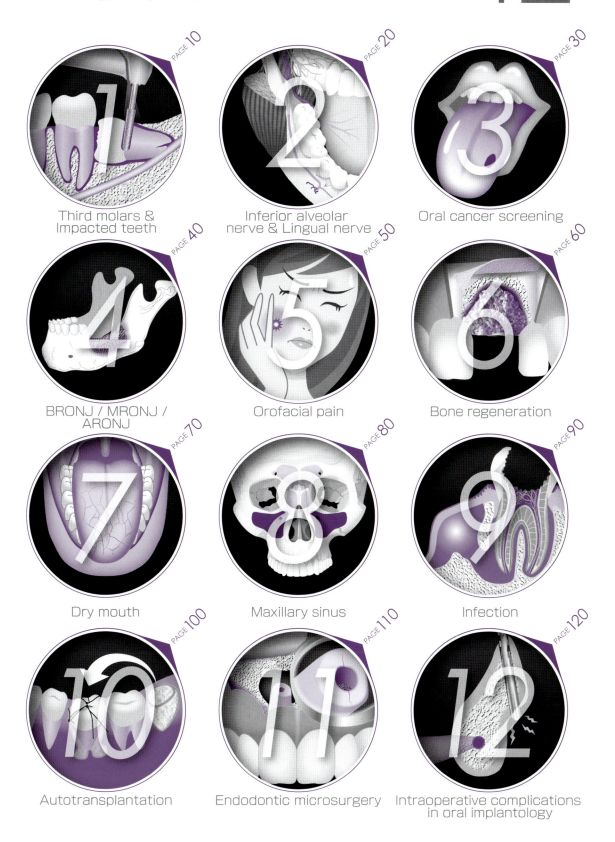

開業医のための口腔外科 重要キーワード12

1 Third molars & Impacted teeth

智歯および埋伏歯

埋伏歯抜歯の中でも下顎埋伏第三大臼歯の抜歯は、日常臨床において頻度が高い小手術の一つである。下顎埋伏第三大臼歯はその解剖学的な特徴から周囲組織、血管、神経などの損傷による術後併発症を生じやすく、その予防には細心の注意が必要になるため、術前の綿密な計画の下に実施されるべき術式でもある。従来のパノラマX線写真などの単純X線写真に加えて、近年ではコーンビームCTの普及にともない三次元的な解剖学的評価が可能になり、術前に得られる情報量は増加し、術式の詳細なプランニングが可能になった。抜歯に際してはこのような新技術に加えて、従来からのさまざまなリスク予想因子をふまえた事前の準備が重要である。

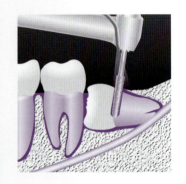

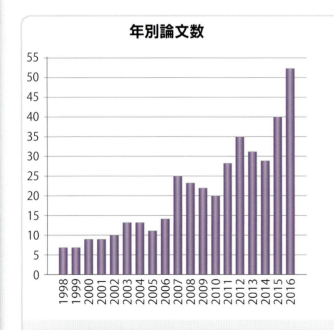

年別論文数

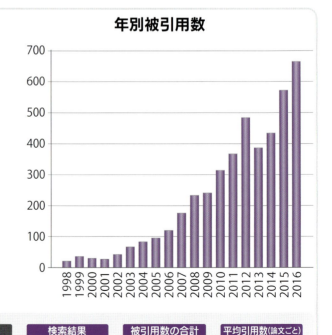

年別被引用数

検索キーワード
トピック：(impacted third molars and extraction)

検索結果: **434**
被引用数の合計: **4,677**
平均引用数(論文ごと): **10.78**

2017年4月現在

Third molars & Impacted teeth

トムソン・ロイターが選んだベスト20論文

	タイトル・和訳	2013年	2014年	2015年	2016年	合計引用数	平均引用数（1年ごと）
引用数 1位	Tantanapornkul W, Okouchi K, Fujiwara Y, Yamashiro M, Maruoka Y, Ohbayashi N, Kurabayashi T. A comparative study of cone-beam computed tomography and conventional panoramic radiography in assessing the topographic relationship between the mandibular canal and impacted third molars. Oral Surg Oral Med Oral Pathol Oral Radiol Endod 2007;103(2):253-259. 下顎管と埋伏第三大臼歯との位置関係の評価におけるコーンビームCTと通常のパノラマX線写真との比較研究	14	7	10	7	100	9.09
引用数 2位	Sammartino G, Tia M, Marenzi G, di Lauro AE, D'Agostino E, Claudio PP. Use of autologous platelet-rich plasma (PRP) in periodontal defect treatment after extraction of impacted mandibular third molars. J Oral Maxillofac Surg 2005;63(6):766-770. 下顎第三大臼歯抜歯後の歯周欠損治療における自己多血小板血漿の使用	5	5	9	4	80	6.15
引用数 3位	Fuss Z, Lustig J, Katz A, Tamse A. An evaluation of endodontically treated vertical root fractured teeth: Impact of operative procedures. J Endod 2001;27(1):46-48. 歯内療法後の根縦破折歯の評価：手術法の影響	6	9	3	5	74	4.35
引用数 4位	Blaeser BF, August MA, Donoff RB, Kaban LB, Dodson TB. Panoramic radiographic risk factors for inferior alveolar nerve injury after third molar extraction. J Oral Maxillofac Surg 2003;61(4):417-421. 第三大臼歯抜歯後の下歯槽神経損傷のパノラマX線写真でのリスク因子	9	2	6	4	73	4.87
引用数 5位	Capuzzi P, Montebugnoli L, Vaccaro MA. Extraction of impacted third molars. A longitudinal prospective study on factors that affect postoperative recovery. Oral Surg Oral Med Oral Pathol 1994;77(4):341-343. 埋伏第三大臼歯抜歯．術後回復に影響する因子の縦断的前向き試験	4	4	5	2	69	2.88
引用数 6位	Blondeau F, Daniel NG. Extraction of impacted mandibular third molars: Postoperative complications and their risk factors. J Can Dent Assoc 2007;73(4):325. 埋伏下顎第三大臼歯抜歯：術後併発症と危険因子	8	8	12	9	66	6
引用数 7位	Larsen PE. Alveolar osteitis after surgical removal of impacted mandibular third molars. Identification of the patient at risk. Oral Surg Oral Med Oral Pathol 1992;73(4):393-397. 下顎埋伏第三大臼歯抜歯後の歯槽骨炎．リスク患者の識別	4	5	5	4	62	2.38

トムソン・ロイターが選んだベスト**20**論文

	タイトル・和訳	2013年	2014年	2015年	2016年	合計引用数	平均引用数（1年ごと）
引用数 **8**位	Benediktsdóttir IS, Wenzel A, Petersen JK, Hintze H. Mandibular third molar removal: Risk indicators for extended operation time, postoperative pain, and complications. Oral Surg Oral Med Oral Pathol Oral Radiol Endod 2004;97(4):438-446. 下顎第三大臼歯抜歯：術時間延長、術後疼痛、併発症の危険指標	6	3	6	7	60	4.29
引用数 **9**位	Song F, Landes DP, Glenny AM, Sheldon TA. Prophylactic removal of impacted third molars: An assessment of published reviews. Br Dent J 1997;182(9):339-346. 予防的埋伏智歯抜歯：論文レビューによる評価	1	3	1	2	58	2.76
引用数 **10**位	Grossi GB, Maiorana C, Garramone RA, Borgonovo A, Creminelli L, Santoro F. Assessing postoperative discomfort after third molar surgery: A prospective study. J Oral Maxillofac Surg 2007;65(5):901-917. 智歯抜歯後の不快事項に関する評価：前向き研究	7	12	7	5	57	5.18
引用数 **11**位	Knutsson K, Brehmer B, Lysell L, Rohlin M. Pathoses associated with mandibular third molars subjected to removal. Oral Surg Oral Med Oral Pathol Oral Radiol Endod 1996;82(1):10-17. 抜歯を前提とした下顎智歯に関連する病的原因	1	2	2	3	52	2.36
引用数 **12**位	Ghaeminia H, Meijer GJ, Soehardi A, Borstlap WA, Mulder J, Bergé SJ. Position of the impacted third molar in relation to the mandibular canal. Diagnostic accuracy of cone beam computed tomography compared with panoramic radiography. Int J Oral Maxillofac Surg 2009;38(9):964-971. 埋伏第三大臼歯と下顎管の位置関係．パノラマX線写真と比較したコーンビームCTの診断精度	12	6	8	4	51	5.67
引用数 **13**位	Hermesch CB, Hilton TJ, Biesbrock AR, Baker RA, Cain-Hamlin J, McClanahan SF, Gerlach RW. Perioperative use of 0.12% chlorhexidine gluconate for the prevention of alveolar osteitis: Efficacy and risk factor analysis. Oral Surg Oral Med Oral Pathol Oral Radiol Endod 1998;85(4):381-387. 周術期における0.12%クロルヘキシジングルコン酸塩による歯槽骨炎の予防-効能と危険因子の解析	2	3	6	4	51	2.55
引用数 **14**位	Grossi GB, Maiorana C, Garramone RA, Borgonovo A, Beretta M, Farronato D, Santoro F. Effect of submucosal injection of dexamethasone on postoperative discomfort after third molar surgery: A prospective study. J Oral Maxillofac Surg 2007;65(11):2218-2226. 第三大臼歯手術後の不快症状に対する粘膜下デキサメタゾン注射の効果：前向き研究	6	5	4	12	49	4.45

Third molars & Impacted teeth

トムソン・ロイターが選んだベスト20論文

引用数	タイトル・和訳	2013年	2014年	2015年	2016年	合計引用数	平均引用数（1年ごと）
15位	Mehra P, Castro V, Freitas RZ, Wolford LM. Complications of the mandibular sagittal split ramus osteotomy associated with the presence or absence of third molars. J Oral Maxillofac Surg 2001;59(8):854-858. 第三大臼歯の有無による下顎枝矢状分割術後の併発症	4	3	6	11	49	2.88
16位	Monaco G, Staffolani C, Gatto MR, Checchi L. Antibiotic therapy in impacted third molar surgery. Eur J Oral Sci 1999;107(6):437-441. 埋伏第三大臼歯手術における抗菌薬治療	1	3	2	2	49	2.58
17位	Ingman T, Sorsa T, Michaelis J, Konttinen YT. Immunohistochemical study of neutrophil- and fibroblast-type collagenases and stromelysin-1 in adult periodontitis. Scand J Dent Res 1994;102(6):342-349. 成人歯周病における白血球型および線維芽細胞型コラゲナーゼとSTROMELYSIN-1に関する免疫組織学的研究	1	2	0	1	47	1.96
18位	Fernando S, Hill CM, Walker R. A randomised double blind comparative study of low level laser therapy following surgical extraction of lower third molar teeth. Br J Oral Maxillofac Surg 1993;31(3):170-172. 下顎第三大臼歯抜歯後の低出力レーザー治療のランダム化二重盲検比較試験	5	0	4	8	44	1.76
19位	Susarla SM, Dodson TB. Preoperative computed tomography imaging in the management of impacted mandibular third molars. J Oral Maxillofac Surg 2007;65(1):83-88. 下顎埋伏第三大臼歯の管理における術前CT画像	2	3	2	1	42	3.82
20位	McGrath C, Comfort MB, Lo EC, Luo Y. Patient-centred outcome measures in oral surgery: Validity and sensitivity. Br J Oral Maxillofac Surg 2003;41(1):43-47. 口腔手術における患者中心の評価基準：有効性と感度	4	3	1	3	42	2.8

A comparative study of cone-beam computed tomography and conventional panoramic radiography in assessing the topographic relationship between the mandibular canal and impacted third molars.

下顎管と埋伏第三大臼歯との位置関係の評価におけるコーンビームCTと通常のパノラマX線写真との比較研究

Tantanapornkul W, Okouchi K, Fujiwara Y, Yamashiro M, Maruoka Y, Ohbayashi N, Kurabayashi T.

目的：下顎埋伏第三大臼歯抜歯における神経血管束曝露の予測におけるコーンビームCTとパノラマX線画像の診断精度を評価した。

研究デザイン：142本の下顎埋伏第三大臼歯のコーンビームCTとパノラマX線画像が、歯と下顎管との関係を評価するために前向きに検討された。そしてこれらの解析は、術中所見と関連付けられた。抜歯における神経血管束曝露を予測する2つの方式（撮影方式）の感度と特異度が算出され比較された。パノラマ画像の診断基準は、多変量ロジスティック回帰分析を使用して定義づけされた。

結果：下顎管曝露を予測する際に、感度と特異度は、それぞれコーンビームCTで93％と77％、パノラマX線画像で70％と63％であった。コーンビームCTは、感度と特異度でパノラマ画像より有意にすぐれていた。

結論：コーンビームCTは、下顎埋伏第三大臼歯の抜歯中の神経血管束曝露を予測する際に、パノラマ画像より有意にすぐれていた。

（Oral Surg Oral Med Oral Pathol Oral Radiol Endod 2007;103(2):253-259.）

OBJECTIVE: To evaluate the diagnostic accuracy of cone-beam CT compared with panoramic images in predicting neurovascular bundle exposure during extraction of impacted mandibular third molars.
STUDY DESIGN: Cone-beam CT and panoramic images of 142 impacted mandibular third molars were prospectively evaluated to assess tooth relationship to the mandibular canal. These interpretations were then correlated with intraoperative findings. The sensitivity and specificity of the 2 modalities in predicting neurovascular bundle exposure at extraction were calculated and compared. The diagnostic criterion for panoramic images was defined using multivariate logistic regression analysis.
RESULTS: In predicting the exposure, the sensitivity and specificity were 93% and 77% for cone-beam CT, and 70% and 63% for panoramic images, respectively. Cone-beam CT was significantly superior to panoramic images in both sensitivity and specificity.
CONCLUSION: Cone-beam CT was significantly superior to panoramic images in predicting neurovascular bundle exposure during extraction of impacted mandibular third molar teeth.

Third molars & Impacted teeth

Panoramic radiographic risk factors for inferior alveolar nerve injury after third molar extraction.

第三大臼歯抜歯後の下歯槽神経損傷のパノラマＸ線写真でのリスク因子

Blaeser BF, August MA, Donoff RB, Kaban LB, Dodson TB.

目的：本研究の目的は、下顎第三大臼歯抜歯時のパノラマＸ線写真所見と下歯槽神経（以下IAN）損傷との間に特異的な関連性があるかを推定することであった。

患者と方法：症例対照研究が実施された。対象は、下顎埋伏第三大臼歯抜歯を実施した患者とした。症例は下顎第三大臼歯抜歯後のIAN損傷が確認された症例と定義され、対照は神経損傷のない患者とした。神経損傷状態を把握していない5名の外科医は、術前パノラマＸ線写真にて高リスクのＸ線所見の存在について評価した。二変量解析が、Ｘ線撮影所見とIAN損傷の関係を評価するために実施された。それぞれのＸ線撮影所見ごとに感度、特異度、そして、陽性および陰性的中率が計算された。

結果：サンプルは、調査群8例、対照群17例により構成された。Ｘ線写真の陽性所見は、統計学的に相関した（P<.0001）。Ｘ線写真による徴候の存在は、1.4％から2.7％に至る陽性的中率で、各患者のベースラインの損傷予測（1％）を40％以上超えるものであった。これらのＸ線学的所見がない場合は、強い陰性（>99％）的中率を示した。

結論：本研究は、下歯槽管の偏位、第三大臼歯根の不明瞭、そして歯槽硬線の消失といったパノラマＸ線所見が、IAN損傷と関係していることを示した過去の分析を確かめたものである。推定予測値に基づくと、明確なＸ線所見の欠如が神経損傷リスクを最小限にすることと相関し、一方、1つあるいはそれ以上の所見の存在が、神経損傷のリスク増大に関与していた。

（J Oral Maxillofac Surg 2003;61(4):417-421.）

PURPOSE: The purpose of this study was to estimate the association between specific panoramic radiographic signs and inferior alveolar nerve (IAN) injury during mandibular third molar removal.
PATIENTS AND METHODS: A case-control study design was used; the sample consisted of patients who underwent removal of impacted mandibular third molars. Cases were defined as patients with confirmed IAN injury after third molar extraction, whereas controls were defined as patients without nerve injury. Five surgeons, who were blinded to injury status, independently assessed the preoperative panoramic radiographs for the presence of high-risk radiographic signs. Bivariate analyses were completed to assess the relationship between radiographic findings and IAN injury. The sensitivity, specificity, and positive and negative predictive values were computed for each radiographic sign.
RESULTS: The sample was composed of 8 cases and 17 controls. Positive radiographic signs were statistically associated with an IAN injury (P <.0001). The presence of radiographic sign(s) had positive predictive values that ranged from 1.4% to 2.7%, representing a 40% or greater increase over the baseline likelihood of injury (1%) for the individual patient. Absence of these radiographic findings had a strong negative (>99%) predictive value.
CONCLUSIONS: This study confirms previous analyses showing that panoramic findings of diversion of the inferior alveolar canal, darkening of the third molar root, and interruption of the cortical white line are statistically associated with IAN injury. Based on the estimated predictive values, the absence of positive radiographic findings was associated with a minimal risk of nerve injury, whereas, the presence of one or more of these findings was associated with an increased risk for nerve injury.

Extraction of impacted third molars. A longitudinal prospective study on factors that affect postoperative recovery.

埋伏第三大臼歯抜歯. 術後回復に影響する因子の縦断的前向き試験

Capuzzi P, Montebugnoli L, Vaccaro MA.

　どのような因子が埋伏第三大臼歯あるいは智歯の抜歯後の回復に影響を及ぼすのかを評価するために、146例の患者を対象とした縦断的前向き試験が実施された。以下の因子について検討がなされた：⑴年齢、⑵性別、⑶喫煙習慣、⑷経口避妊薬の使用、⑸歯冠周囲炎の既往、⑹抜歯の難易度、⑺術者の熟練度、⑻手術時間、⑼予防的抗菌薬投与。疼痛に関して統計学的に有意な差が結果として以下のごとく得られた。⑴性差：男性は、女性と比較して術後1日および3日において、より疼痛が強いことが統計的有意差をもって示された（$P<0.05$）。⑵術者の熟練度：平均的あるいは熟練した術者によって治療された患者は、術後1日および3日において経験の浅い術者によって治療された患者と比較して疼痛の訴えは少なかった（$P<0.05$）。（3）年齢：年齢と疼痛において直接的な相関が認められた（$P<0.05$）。

(Oral Surg Oral Med Oral Pathol 1994;77(4):341-343.)

A longitudinal prospective trial was carried out on 146 patients to evaluate which factors can have an effect on postoperative recovery after extraction of impacted third molars or wisdom teeth. The following factors were considered: (1) age, (2) sex, (3) smoking habits, (4) use of the birth control pill, (5) previous history of pericoronitis, (6) degree of difficulty of the extraction, (7) expertise of the surgeon, (8) length of surgery, and (9) antibiotic prophylaxis. The following results were obtained and statistically significant differences were noted with respect to the pain in the context of (1) sex--males noted more pain on the 1st and 3rd days ($p < 0.05$) compared with females; (2) expertise of the surgeon--patients treated by surgeons with considerable or average expertise reported less pain on the first and third days ($p < 0.05$) compared with patients treated by surgeons with little expertise; and (3) age--a direct correlation was noted between age and pain ($p < 0.05$).

Third molars & Impacted teeth

Extraction of impacted mandibular third molars: postoperative complications and their risk factors.

埋伏下顎第三大臼歯抜歯：術後併発症と危険因子

Blondeau F, Daniel NG.

目的：この前向き研究の目的は、下顎埋伏第三大臼歯抜歯に関連して、歯槽骨炎、感染と下歯槽神経の知覚異常を含むさまざまな併発症の発生率を評価することである。これらの3つの併発症といくつかの臨床的変数（年齢、性別、埋伏の程度、抜歯難易度と経口避妊薬の使用）の関係も、調査された。

材料と方法：単一の個人歯科医院で下顎埋伏第三大臼歯抜歯を受けたすべての患者において、12ヵ月間にわたり前向きにデータ収集が実施された。年齢、性別、処置時の医学的状態、実施された処置のタイプを含むさまざまなデータが集められた。患者は併発症の発生とそれらに対する治療を確認するために手術後2日と4週に診察が行われた。そして、知覚異常の併発症を有する患者は少なくとも24ヵ月の間経過観察された。

結果：合計550本の下顎埋伏第三大臼歯が327例の患者（136名の男性と191名の女性）で抜歯された。併発症発症率は6.9%で内訳は20例の歯槽骨炎、12例の感染と6例の下歯槽神経の知覚異常であった。そのうち6例の知覚脱失のうち、3例は治癒し、3例の症状は永続的であった。永続的な知覚脱失と関連した危険因子は、女性、PellとGregory埋伏歯分類ではICまたはIICで、年齢では24歳以上であった。術後歯槽骨炎と感染のリスクは、女性がより大きかった。経口避妊薬の使用と歯槽骨炎の間に有意な関係は認めなかった。

結論：特に女性患者では、下顎埋伏第三大臼歯抜歯は、24歳以前に行われるべきである。年齢が高い患者ほど、術後併発症と永続的な後遺症のリスクが大きい。術者の経験不足はまた、術後併発症の発生を助長する大きな要因になりえる。

（J Can Dent Assoc 2007;73(4):325.）

OBJECTIVE: The purpose of this prospective study was to evaluate the incidence of various complications, including alveolitis, infection and paresthesia of the inferior alveolar nerve, in association with removal of impacted mandibular third molars. The relation between these 3 complications and several clinical variables (age, sex, degree of impaction, surgical difficulty and use of oral contraceptives) was also examined.

MATERIALS AND METHODS: Data were collected prospectively for all patients who underwent extraction of an impacted third molar in a single private dental practice over a 12-month period. A variety of data were collected for each patient, including age, sex, medical status at the time of the procedure and type of procedure performed. Patients were contacted at 2 days and 4 weeks after surgery to establish the occurrence of complications, and those with complications were treated; those with paresthesia were followed for at least 24 months.

RESULTS: A total of 550 impacted mandibular third molars were extracted from 327 patients (136 males and 191 females). The complication rate was 6.9%, consisting of 20 cases of alveolitis, 12 cases of infection and 6 cases of paresthesia of the inferior alveolar nerve. Of the 6 neurosensory deficits, 3 resolved and 3 were permanent. The risk factors associated with permanent neurosensory deficit were female sex, Pell and Gregory IC or IIC classification of impaction, and age greater than 24 years. The risk of postoperative alveolitis and infection was also greater among women. There was no significant relation between the use of oral contraceptives and alveolitis.

CONCLUSIONS: Surgical removal of impacted mandibular third molars should be carried out well before the age of 24 years, especially for female patients. Older patients are at greater risk of postoperative complications and permanent sequelae. A surgeon's lack of experience could also be a major factor in the development of postoperative complications.

下顎第三大臼歯抜歯：
術時間延長、術後疼痛、併発症の危険指標

目的：本研究の目的は、下顎第三大臼歯抜歯後の術後併発症と手術時間延長に関する危険因子を同定することであった。

研究デザイン：388本の臼歯を本研究の対象とした。歯は局所麻酔下、頬側アプローチにて抜歯された。手術後4時間で、患者は疼痛の知覚を visual analogue scale（以下 VAS）で記録した。術後、術者はパラメータとして、歯そして術中の下歯槽神経露出の有無などについて記録した。術後1週間で、術後疼痛と併発症について記録した。術後併発症、手術時間の延長、術後疼痛をリスクの指標として、ロジスティック回帰モデル解析が実施された。

結果：女性は、男性と比較して術後疼痛とドライソケットのリスクが高かった。高齢患者は、若年者と比較して手術時間延長が高いリスク因子であった。X線写真画像による完全埋伏歯は、術後全身感染のリスクが高かった。神経が手術中に露出した場合、神経露出がなかった場合より、術後痛 VAS スコアや全身感染リスクなどが高かった。

結論：いくつかの指標が術後併発症のリスクを増すとわかった。しかし、術中の下歯槽神経露出がもっとも高い単独のリスク指標であった。

（Benediktsdóttir IS, et al. Oral Surg Oral Med Oral Pathol Oral Radiol Endod 2004;97(4):438-446.）

埋伏第三大臼歯と下顎管の位置関係．
パノラマX線写真と比較したコーンビーム CT の診断精度

　本研究は、パノラマX線写真を用いた下顎管と下顎埋伏第三大臼歯との解剖学的位置測定と、コーンビーム CT（以下 CBCT）を用いた場合での診断精度を比較して調査した。

　研究対象は、40症例の53本の第三大臼歯で、下歯槽神経（以下 IAN）損傷のリスクについて比較した。パノラマX線および CBCT 所見（予測変数）は、IAN 曝露と損傷（結果変数）と相関していた。IAN 露出の予測様式における感度と特異性が比較された。IAN は第三大臼歯抜歯の際、23例で露出し、損傷は5症例に生じた。IAN 露出を予測する際に、両様式間に感度と特異度に関する有意差は認められなかった。現在まで、下顎管の舌側偏位は IAN 損傷と有意に関係していた。CBCT は第三大臼歯抜歯の際に IAN 露出の予測において、より正確ではなかったが、第三大臼歯根と下顎管の位置関係の三次元的な位置関係を明瞭にした。冠状断面にて舌側に位置する IAN は術中危険因子であることを認識することが可能になった。この結果は、IAN が圧迫されずに第三大臼歯をどのように抜歯（外科的アプローチ）するかを規定する。

（Ghaeminia H, et al. Int J Oral Maxillofac Surg 2009;38(9):964-971.）

Third molars & Impacted teeth

埋伏第三大臼歯手術における抗菌薬治療

　外科的下顎埋伏第三大臼歯抜歯を受ける患者における、日常的な抗菌化学療法には議論の余地がある。外科的下顎埋伏第三大臼歯抜歯後の術後併発症予防における抗菌化学療法の有効性が、141例の患者で評価された。被験者群の66例において、アモキシシリン2g/日、術後5日間の経口投与が標準プロトコルとして実施された。対照群の75例において、抗菌化学療法は実施されなかった。被験者群と対照群との間で、発熱、疼痛、腫脹や歯槽骨炎などの術後併発症の発生率に有意差は認められなかった。喫煙や飲酒などの嗜好が術後疼痛と発熱の増加において、統計学的に有意であることが示された。18歳以上の患者年齢が、歯槽骨炎発生率の増加と有意に相関していた。腫脹については性差においては関連があり、女性患者のほうが男性患者に比べて、より腫脹を呈していた。術後疼痛と抜歯の難易度あるいは抜歯に要した時間の間に相関は見つからなかった。結論として、術後併発症の発生率においては、手術後のアモキシシリンの投与を受けた患者と対照群の間に差を認めなかった。

（Monaco G, et al. Eur J Oral Sci 1999;107(6):437-441.）

下顎埋伏第三大臼歯の管理における術前CT画像

目的：本研究の目的は下顎埋伏第三大臼歯（以下M3）の抜歯における神経損傷の危険性がある患者の、下歯槽神経（以下IAN）の術前CT画像の役割を評価することである。
対象と方法：研究目的に取り組むために、M3の抜歯を要し、パノラマX線写真にて下歯槽神経損傷のリスクが高い可能性があると判断された対象患者を登録した。すべての対象患者は、M3に対するIANの位置を確認するために術前CT撮影が実施された。予測変数としては術前のパノラマX線写真画像に基づいたIAN損傷のリスクを術前評価とした。結果変数はCT画像の再評価後にIAN損傷のリスクを術前評価とした。IAN損傷例数を記載した。記述統計解析が実施された。
結果：調査群は両側の埋伏智歯抜歯を実施した23例により構成される。調査群症例の年齢は26歳 +/- 6歳（18～48歳）で、69.6%が女性であった。パノラマX線写真画像を評価後、M3の80.4%はIAN損傷リスクが高いと分類された。CT画像評価では32.6%でIAN損傷リスクが高いと分類された。すべての画像検査による評価後に、71.7%の歯が抜歯された。
結論：少数の症例で、三次元画像により神経損傷の高リスクが低リスクへと変更されたという追加情報が示された。

（Susarla SM, et al. J Oral Maxillofac Surg 2007;65(1):83-88.）

開業医のための口腔外科 重要キーワード12

2 Inferior alveolar nerve & Lingual nerve

下歯槽神経および舌神経

歯科における知覚神経障害は、インプラント埋入手術、抜歯、外科矯正等で偶発的に生じる。上記の術中操作（麻酔針刺入、切開あるいは骨膜剥離、インプラントと神経との接触等）で末梢神経を直接、あるいは間接的に損傷するほか、術後の浮腫によって神経が圧迫されることによっても起きる。神経の損傷により皮膚、粘膜の感覚が障害され知覚の亢進や減退、感覚異常が起きると、患者に疼痛や違和感などの不快症状をもたらすため、法的な問題に発展することがある。

（Quint Dental Gate. キーワード「知覚神経障害」. より引用改変）

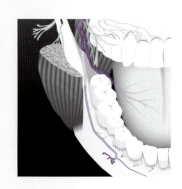

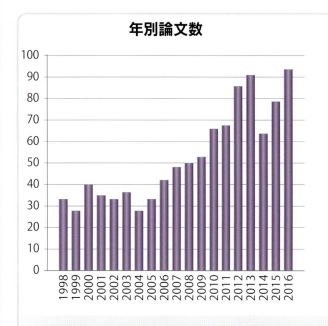

検索キーワード
トピック：(inferior alveolar nerve OR lingual nerve) NOT トピック：(orthognathic) NOT トピック：(osteotomy)

検索結果 **1,340**　被引用数の合計 **15,725**　平均引用数(論文ごと) **11.74**

2017年5月現在

② Inferior alveolar nerve & Lingual nerve

トムソン・ロイターが選んだベスト**20**論文

	タイトル・和訳	2013年	2014年	2015年	2016年	合計引用数	平均引用数（1年ごと）
引用数 1位	Nkenke E, Schultze-Mosgau S, Radespiel-Tröger M, Kloss F, Neukam FW. Morbidity of harvesting of chin grafts: A prospective study. Clin Oral Implants Res 2001;12(5):495-502. オトガイ骨移植片採取の罹病率：前向き研究	22	15	6	18	192	11.29
引用数 2位	Rood JP, Shehab BA. The radiological prediction of inferior alveolar nerve injury during third molar surgery. Br J Oral Maxillofac Surg 1990;28(1):20-25. 第三大臼歯手術中の下歯槽神経損傷の放射線学的予測	14	12	11	7	164	5.86
引用数 3位	Byers MR, Närhi MV. Dental injury models: experimental tools for understanding neuroinflammatory interactions and polymodal nociceptor functions. Crit Rev Oral Biol Med 1999;10(1):4-39. 歯の損傷モデル：神経炎症性相互作用およびポリモーダル侵害受容器機能を理解するための実験的手段	7	7	11	7	137	7.21
引用数 4位	Nkenke E, Radespiel-Tröger M, Wiltfang J, Schultze-Mosgau S, Winkler G, Neukam FW. Morbidity of harvesting of retromolar bone grafts: A prospective study. Clin Oral Implants Res 2002;13(5):514-521. 臼後部骨移植片採取の罹病率：前向き研究	17	14	7	7	124	7.75
引用数 5位	Blackburn CW, Bramley PA. Lingual nerve damage associated with the removal of lower third molars. Br Dent J 1989;167(3):103-107. 下顎第三大臼歯除去に関連した舌神経障害	2	1	2	1	123	4.24
引用数 6位	Carmichael FA, McGowan DA. Incidence of nerve damage following third molar removal: A West of Scotland Oral Surgery Research Group study. Br J Oral Maxillofac Surg 1992;30(2):78-82. 第三大臼歯抜歯後の神経障害発生率：西スコットランド口腔外科研究グループ研究	4	2	4	7	121	4.65
引用数 7位	Mason DA. Lingual nerve damage following lower third molar surgery. Int J Oral Maxillofac Surg 1988;17(5):290-294. 第三大臼歯抜歯後の舌神経損傷	4	3	3	1	107	3.57

トムソン・ロイターが選んだベスト20論文

	タイトル・和訳	2013年	2014年	2015年	2016年	合計引用数	平均引用数（1年ごと）
引用数 8位	Robinson PP. Observations on the recovery of sensation following inferior alveolar nerve injuries. Br J Oral Maxillofac Surg 1988;26(3):177-189. 下歯槽神経損傷後の知覚の回復に関する経過観察	4	4	1	3	106	3.53
引用数 9位	Valmaseda-Castellón E, Berini-Aytés L, Gay-Escoda C. Inferior alveolar nerve damage after lower third molar surgical extraction: A prospective study of 1117 surgical extractions. Oral Surg Oral Med Oral Pathol Oral Radiol Endod 2001;92(4):377-383. 第三大臼歯抜歯後の下歯槽神経障害：1,117の外科抜歯の前向き研究	7	6	9	8	103	6.06
引用数 10位	Tantanapornkul W, Okouchi K, Fujiwara Y, Yamashiro M, Maruoka Y, Ohbayashi N, Kurabayashi T. A comparative study of cone-beam computed tomography and conventional panoramic radiography in assessing the topographic relationship between the mandibular canal and impacted third molars. Oral Surg Oral Med Oral Pathol Oral Radiol Endod 2007;103(2):253-259. 下顎管と第三大臼歯との位置関係の評価におけるコーンビームCTと通常のパノラマX線写真の比較研究	14	7	10	7	100	9.09
引用数 11位	Claffey E, Reader A, Nusstein J, Beck M, Weaver J. Anesthetic efficacy of articaine for inferior alveolar nerve blocks in patients with irreversible pulpitis. J Endod 2004;30(8):568-571. 不可逆性歯髄炎患者における下歯槽神経ブロックのためのアルチカインの麻酔効果	9	5	9	5	93	6.64
引用数 12位	Bui CH, Seldin EB, Dodson TB. Types, frequencies, and risk factors for complications after third molar extraction. J Oral Maxillofac Surg 2003;61(12):1379-1389. 第三大臼歯抜歯後の併発症の種類、頻度、およびリスクファクター	12	11	10	6	93	6.2
引用数 13位	Nusstein J, Reader A, Nist R, Beck M, Meyers WJ. Anesthetic efficacy of the supplemental intraosseous injection of 2% lidocaine with 1:100,000 epinephrine in irreversible pulpitis. J Endod 1998;24(7):487-491. 不可逆性歯髄炎における1：100,000エピネフリン添加2％リドカインの補足的骨内注射の麻酔効果	6	2	6	6	90	4.5
引用数 14位	Block MS, Daire J, Stover J, Matthews M. Changes in the inferior alveolar nerve following mandibular lengthening in the dog using distraction osteogenesis. J Oral Maxillofac Surg 1993;51(6):652-660. 犬における骨延長術を使用した下顎延長術後の下歯槽神経の変化	3	2	1	1	89	3.56

② Inferior alveolar nerve & Lingual nerve

トムソン・ロイターが選んだベスト20論文

	タイトル・和訳	2013年	2014年	2015年	2016年	合計引用数	平均引用数（1年ごと）
引用数 15位	Renton T, Hankins M, Sproate C, McGurk M. A randomised controlled clinical trial to compare the incidence of injury to the inferior alveolar nerve as a result of coronectomy and removal of mandibular third molars. Br J Oral Maxillofac Surg 2005;43(1):7-12. 歯冠切除術と下顎第三大臼歯除去術の結果として下歯槽神経損傷の発症率を比較するためのランダム化臨床比較試験	10	9	14	8	86	6.62
引用数 16位	Goh BT, Lee S, Tideman H, Stoelinga PJ. Mandibular reconstruction in adults: A review. Int J Oral Maxillofac Surg 2008;37(7):597-605. 成人における下顎再建：レビュー	12	15	13	11	85	8.5
引用数 17位	Higuchi KW, Folmer T, Kultje C. Implant survival rates in partially edentulous patients: A 3-year prospective multicenter study. J Oral Maxillofac Surg 1995;53(3):264-268. 部分無歯顎患者のインプラント残存率：3年多施設前向き研究	5	3	4	3	84	3.65
引用数 18位	Cohen HP, Cha BY, Spångberg LS. Endodontic anesthesia in mandibular molars: A clinical study. J Endod 1993;19(7):370-373. 下顎臼歯部の歯内麻酔：臨床研究	9	2	2	4	82	3.28
引用数 19位	Bataineh AB. Sensory nerve impairment following mandibular third molar surgery. J Oral Maxillofac Surg 2001;59(9):1012-1017. 下顎第三大臼歯手術後の感覚神経障害	2	3	7	9	78	4.59
引用数 20位	Rood JP. Permanent damage to inferior alveolar and lingual nerves during the removal of impacted mandibular third molars. Comparison of two methods of bone removal. Br Dent J 1992;172(3):108-110. 下顎埋伏第三大臼歯除去中の下歯槽神経と舌神経の永久的ダメージ：骨除去の2つの方法の比較	2	3	3	0	78	3

Morbidity of harvesting of chin grafts: A prospective study.

オトガイ骨移植片採取の罹病率：前向き研究

Nkenke E, Schultze-Mosgau S, Radespiel-Tröger M, Kloss F, Neukam FW.

　前向き研究で、外来患者としてオトガイ骨移植片を採取した20名の患者を12ヵ月間追跡調査した（不完全な追跡調査データを有する3名の患者を研究から除外した）。術前、7日後、1、3、6および12ヵ月後に経過観察データは評価された。下歯槽神経の表面感覚機能の評価は、Pointing-Blunt Testと2点識別テストにより決定された。感覚障害は、「疼痛と熱感受性」試験（PATH試験）を用いて熱感受性を試験することによって客観的に評価された。さらに、下顎第二小臼歯間の歯髄感度の評価は、冷刺激試験によって行われた。術後1週目に、8名の患者が表面的な感覚障害に冒された。8つの神経領域は感覚低下反応を示し、5つは感覚増強反応を示した。12ヵ月後、2名の患者は依然としてオトガイの片側の感覚低下に苦しんでいた。すべての患者の2点識別テストの術前データ（左／右中央値：8.17／8.17mm、四分位範囲（以下IQR）1.00／2.00mm）と最初の術後データ（左／右中央値9.00／8.33mm、IQR1.67／2.66mm）には、統計学的に有意な感度障害を認めた。後者を最後の術後測定値と比較すると、神経機能の再生傾向が顕著であった（左／右中央値8.00／7.84mm、IQR 0.66／2.00mm）。PATH試験では、すべての感覚低下領域が熱感受性の低下によって同定できた。最初の術後検査の後、検査された歯の21.6%（n=38/176）が歯髄感度を失った。術後12ヵ月後で、11.4%（n=20/176）が依然として敏感に反応しなかった。これらの多くは犬歯であった（n=8/20）。術前と最初の術後の検査とを比較すると、歯髄感度が有意に低下した。しかし、最後の術後観察まで統計学的に有意な回復は特定されなかった。評価されたデータは、12ヵ月より長く続く下歯槽神経機能障害について、患者に詳細に知らされなければならないことを示している。さらに、歯髄感度の低下は、常に考慮される非常に頻繁な事象である。オトガイ骨移植の併発症率が高いことを考慮すると、患者に与える負担が小さい他のドナー部位があるかどうかを調べるために、より多くの前向き試験を行うべきである。

（Clin Oral Implants Res 2001;12(5):495-502.）

In a prospective study, 20 patients who underwent harvesting of chin grafts as outpatients, were followed up for 12 months (3 further patients with incomplete follow-up data were excluded from the study). Preoperatively and 7 days, 1, 3, 6 and 12 months postoperatively, follow-up data were assessed. Evaluation of the superficial sensory function of the inferior alveolar nerve was determined by the Pointed-Blunt Test and the Two-Point-Discrimination Test. Sensory disturbances were objectively assessed by testing thermal sensitivity with the "Pain and Thermal Sensitivity" Test (PATH Test). In addition, evaluation of the pulp sensitivity of teeth 35-45 was carried out by cold vitality testing. One week postoperatively, 8 patients were affected by superficial sensory impairment. 8 nerve territories showed hypoaesthetic reactions and 5 showed hyperaesthetic reactions. After 12 months, two patients still suffered from hypoaesthesia of one side of the chin. There was a statistically significant sensitivity impairment of the chin for all patients comparing the preoperative data of the Two-Point-Discrimination Test (left/right median: 8.17/8.17 mm, interquartile range (IQR) 1.00/2.00 mm) with the first postoperative measurement (left/right median 9.00/8.33 mm, IQR 1.67/2.66 mm). Comparing the latter to the last postoperative measurement, there was significant tendency for regeneration of a nerve function (left/right median 8.00/7.84 mm, IQR 0.66/2.00 mm). In the PATH Test all hypoaesthetic areas could be identified by a reduction of thermal sensitivity. After the first postoperative examination 21.6% (n=38/176) of the examined teeth had lost their pulp sensitivity. After 12 postoperative months 11.4% (n=20/176) still did not react sensitively. Many of these were canines (n=8/20). Comparing the preoperative to the first postoperative examination, there was a significant reduction of pulp sensitivity. However, statistically significant recovery until the last postoperative follow-up could not be detected. The assessed data show that patients have to be informed extensively about disturbances of the inferior alveolar nerve function lasting longer than 12 months. Moreover, the loss of pulp sensitivity is a very frequent event which has always to be taken into account. Considering the high rate of complications with harvesting of chin grafts, more prospective trials should be done to find out whether there are other donor sites for autogenous bone which put less strain on patients.

Inferior alveolar nerve & Lingual nerve

The radiological prediction of inferior alveolar nerve injury during third molar surgery.

第三大臼歯手術中の下歯槽神経損傷の放射線学的予測

Rood JP, Shehab BA.

　埋伏した下顎第三大臼歯の外科的除去は、下歯槽神経の損傷を起こし、口唇の知覚脱失の原因となる可能性がある：下顎歯肉および前歯の知覚脱失もまた生じることがある。損傷する可能性の評価は、多くは手術前のＸ線撮影検査に依存する。7つの放射線診断の徴候 [*] が文献で言及されている。神経損傷の予測因子としてのこれらの徴候の信頼性は、後ろ向きおよび前向き調査を通じて評価されてきた。3つの徴候 [**] が神経損傷と有意に関連することが見出され、さらに2つ [***] がおそらく臨床的に重要である。

（Br J Oral Maxillofac Surg 1990;28(1):20-25.）

The surgical removal of an impacted mandibular third molar may result in damage to the inferior alveolar nerve and may cause disabling anaesthesia of the lip; anaesthesia of the lower gingivae and anterior teeth may also result. Assessing the likelihood of injury depends to a great extent on preoperative radiographic examination. Seven radiological diagnostic signs have been mentioned in the literature; the reliability of these signs as predictors of likely nerve injury have been evaluated through retrospective and prospective surveys. Three signs were found to be significantly related to nerve injury and a further two were probably important clinically.

[*] 下顎管の変位、不明瞭な歯根、下顎管の白線の断裂、歯根湾曲、根の狭小化、不明瞭かつ分かれた歯根、下顎管の狭小化
[**] 下顎管の変位、不明瞭な歯根、下顎管の白線の断裂
[***] 歯根湾曲、根の狭小化

Morbidity of harvesting of retromolar bone grafts: A prospective study.

臼後部骨移植片採取の罹病率：前向き研究

Nkenke E, Radespiel-Tröger M, Wiltfang J, Schultze-Mosgau S, Winkler G, Neukam FW.

　2000年1月から6月までの間に、インプラント部位の造成のため、20症例（10例女性、10例男性、40.9±12.8歳、最年少17歳、最年長66歳）の臼後部骨移植片が採取された。この試験の目的は、この処置の典型的な併発症を前向きに評価することであった。下歯槽神経および舌神経の表面感覚機能の測定のために、客観的な方法が使用された。骨移植片は、単歯の再建のために採取された。14例の歯槽堤造成術と、6例の内視鏡制御下の歯槽頂アプローチ上顎洞底挙上術が実施された。臼後部の下歯槽神経頭側上の骨の高さが、術前に既存のマーカーで放射線学的に評価された。最大開口量が測定された。Pointed-Blunt Test、2点識別テスト、および「疼痛と熱感受性」試験（PATH 試験）の客観的方法を用いて、下歯槽神経および舌神経の表面感覚機能が評価された。さらに、ドナー部位の歯髄感度は、冷刺激試験によって測定された。すべての試験を術後1週間ごとに繰り返した。臼後領域の幅は、術中に測径器で測定された。患者はビジュアルアナログスケールで手術の負担を評価した。臼後領域における下歯槽神経上の骨の高さは11.0±2.2mm であった。臼後領域の幅は、14.2±1.9mm であった。術後最大開口量は有意に変化した（術前40.8±3.5mm、術後38.9±3.7mm、$P=0.006$）。しかし、この減少は臨床的には関連がなかった。下歯槽神経、または舌神経の直接的な損傷は生じなかった。術後1週間の異なる試験方法において、感度障害はいずれの神経でも検出し得なかった。ドナー部位に関連する手術の負担は、インプラント埋入によって生じた負担より有意に低かった（ビジュアルアナログスケールでの評価は、それぞれ2.8 +/- 1.0および4.1 +/- 2.0、$P=0.027$）。臼後部骨移植術は、単歯再建に関わるインプラント部位の造成のための、患者負担が少なく併発症リスクが最小限の実現可能な方法の一つである。

（Clin Oral Implants Res 2002;13(5):514-521.）

---

20 retromolar bone grafts were harvested in outpatients for augmentation of the implant site from January to June 2000 (10 female, 10 male, 40.9 +/- 12.8 years, minimum 17 years, maximum 66 years). The aim of the study was to assess typical complications of this procedure in a prospective manner. For the determination of the superficial sensory function of the inferior alveolar and the lingual nerve, an objective method was used. The bone grafts were harvested for single tooth reconstruction. In 14 cases a ridge augmentation and in 6 cases an endoscopically controlled crestal sinus floor elevation was performed. Preoperatively, the height of bone above the cranial aspect of the inferior alveolar nerve in the retromolar region was assessed radiologically with known markers. The maximum mouth opening was determined. The superficial sensory function of the inferior alveolar and the lingual nerve was assessed with the Pointed-Blunt Test, the Two-Point-Discrimination Test and the objective method of the 'Pain and Thermal Sensitivity' Test (PATH Test). Moreover, the pulp sensitivity of the teeth of the donor site was determined by cold vitality testing. All tests were repeated 1 week postoperatively. Intraoperatively, the width of the retromolar region was measured with a caliper. The patients rated the operative strain on a visual analogue scale. The height of bone above the inferior alveolar nerve in the retromolar region was 11.0 +/- 2.2 mm. The width of the retromolar area was 14.2 +/- 1.9 mm. Postoperatively, the maximal mouth opening changed significantly (40.8 +/- 3.5 mm preoperatively, 38.9 +/- 3.7 mm postoperatively, P = 0.006). However, the reduction was not relevant clinically. A direct injury of the inferior alveolar or lingual nerve did not occur. A sensitivity impairment could not be detected for either of the nerves by the different test methods 1 week postoperatively. The operative strain related to the donor site was significantly less than the strain generated by the implant placement (rating on a visual analogue scale 2.8 +/- 1.0 and 4.1 +/- 2.0, respectively, P = 0.027). Retromolar bone grafts are a viable method for augmentation of the implant site in conjunction with single tooth reconstruction with low strain on the patient and minimal risk of complications.

Inferior alveolar nerve & Lingual nerve

Incidence of nerve damage following third molar removal: A West of Scotland Oral Surgery Research Group study.

第三大臼歯抜歯後の神経障害発生率：西スコットランド口腔外科研究グループ研究

Carmichael FA, McGowan DA.

　第三大臼歯除去後の舌と下歯槽神経に対する、初期および長期影響の両方を記録するための調査が行われた。8つの西スコットランド口腔外科施設における825名の患者で、1,339の第三大臼歯が除去された。感覚の変化は、6〜24時間と7〜10日目の直接質問、および12〜18ヵ月目の郵便アンケートによって記録された。舌神経損傷の発生率は、6〜24時間で手術を受けた側の15％、7〜10日で10.7％、1年後に0.6％であった。下歯槽神経損傷の発生率は、6〜24時間で手術した側の5.5％、7〜10日で3.9％、1年後に0.9％であった。これらの結果は、現在の一般的な英国事情における第三大臼歯摘出に併発する神経損傷の発生率の指標として述べられ、また、患者情報の議論と慎重な施術に対する基本の一つとして示されている。4名に1名の患者が少なくとも一時的な感覚障害を患っているため、われわれは、第三大臼歯摘出を受けるすべての患者に効果的な警告を行うという立場を推奨する。

（Br J Oral Maxillofac Surg 1992;30(2):78-82.）

A survey was carried out to record both initial and longterm effects on the lingual and inferior alveolar nerves following third molar removal. Eight hundred and twenty five patients were included from eight West of Scotland Oral Surgery Units, and had 1339 third molars removed. Changes in sensation were recorded by direct questioning at 6 to 24 h and 7 to 10 days, and by postal questionnaire at 12-18 months. The incidence of lingual nerve damage was found to be 15% of operated sides at 6 to 24 hours, 10.7% at 7 to 10 days, and 0.6% after 1 year. The incidence of inferior alveolar nerve damage was 5.5% of operated sides at 6 to 24 h, 3.9% at 7 to 10 days, and 0.9% after 1 year. These results are proposed as an indication of the likely incidence of nerve damage complicating third molar removal in the general circumstances of current United Kingdom practice and are presented as a basis for discussion of patient information and current prudent practice. Since one in four patients suffered at least temporary sensory deficit, we believe the case for effective warning of all patients undergoing impacted third molar removal is overwhelming.

第三大臼歯抜歯後の舌神経損傷

　全身麻酔下での第三臼歯の外科的除去後の舌の不快感の発生率、および期間における、手術、術者、解剖学的変数の影響について、前向き試験が実施された。回復に関連した感覚喪失領域の予測値も同様に研究された。602名の患者における1,040回の手術後に、120回の感覚異常が発生した。全体の発生率は11.5％であった。最初にカイ二乗検定によって分析された、22の原因因子が記録された。要因は独立したものではなく、結果はロジット分析により、埋伏する深さ、突出している遠心骨の除去、舌側フラップの挙上、および手術時間に影響されることが明らかにされた。個々の術者、および術者の勤続年数は、発生率に大きな影響を及ぼさなかった。6例の感覚異常は6ヵ月以内に回復しなかった。感覚喪失が不完全な領域は、すべての症例において6ヵ月以内に回復した。

（Mason DA. Int J Oral Maxillofac Surg 1988;17(5):290-294.）

下歯槽神経損傷後の知覚の回復に関する経過観察

　片側性の下歯槽神経およびオトガイ神経損傷後の、下唇ならびにオトガイ感覚の回復が、成人患者21名の45ヵ月までの期間において検査された。感覚検査が、軽い触覚、鋭い/鈍いを識別するためのテストと同様の針刺しと熱刺激、および局在と2点識別を用いて実施された。軽い触覚刺激に対する麻痺の領域は、神経圧迫後4ヵ月と、神経切断後3.5〜8ヵ月で消失したが、神経再生が妨げられた場合は継続した。この後者のグループでは、損傷後1年までに麻痺領域の有意な減少（平均65％）があり、これは二次的な神経再支配に一致した。神経切断損傷および46％の神経圧迫傷害は、持続的な感覚異常をもたらした。この異常を明らかにする可能性がもっとも高い試験は、局在化、針刺し閾値、および2点識別であった。

（Robinson PP. Br J Oral Maxillofac Surg 1988;26(3):177-189.）

Inferior alveolar nerve & Lingual nerve

第三大臼歯抜歯後の下歯槽神経障害：1,117の外科抜歯の前向き研究

目的：本研究の目的は、下顎第三大臼歯の外科的除去後の下歯槽神経（以下 IAN）損傷の発生率、およびその原因を特定し、IAN損傷のリスクを評価するための予測モデルを構築することであった。

研究デザイン：われわれは、バルセロナ大学口腔外科で、1,117の下顎臼歯を外科的に抜去した946名の外来患者の、非ランダム化前向き研究を行った。術前、術中および術後のデータを収集し、ノンパラメトリック検定、ピアソンカイ二乗検定、およびフィッシャー正確検定を用いて、IAN損傷の予測原因因子を同定した。ロジスティック回帰はIAN損傷のリスクを予測した。

結果：一時的な神経損傷を引き起こしたのはわずか1.3％であったが、その25％は永続的であった。以下のすべてがIAN損傷のリスクを有意に高めた（$P<.05$）：年齢、根尖と下顎管の間の放射線学的関係、下顎管に近づくときの根の湾曲、遠位骨切除術、第三大臼歯の根尖と下顎管の距離、骨切除術、歯冠切断、根脱臼時の痛み、創の一次閉鎖、長い手術時間、出血、神経の露出、および手術後の出血斑。最初の4因子は予測ロジットモデルに含まれた。

結論：患者年齢、第三大臼歯から遠位の骨切除、第三大臼歯の根と下顎管の放射線学的関係、および下顎管のゆがみは、IAN損傷のリスクを増加させた。高齢の患者は、恒常的な傷害のリスクがより高かった。

〔Valmaseda-Castellón E, et al. Oral Surg Oral Med Oral Pathol Oral Radiol Endod 2001;92(4):377-383.〕

歯冠切除術と下顎第三大臼歯除去術の結果として下歯槽神経損傷の発症率を比較するためのランダム化臨床比較試験

　われわれは、下顎第三大臼歯の手術を必要とし、第三大臼歯が下顎管に近接している放射線学的証拠を有する128名の患者を、抜歯術 [n=102] および歯冠切除術 [n=94] の一方にランダム化した。いくつかの根は歯冠切除術中に緩んだため除去されたので、2つのサブグループ（成功した歯冠切除術 n=58、および失敗した歯冠切除術 n=36）を生じた。

　平均(S.D.)観察期間は25(13)ヵ月であった。19の神経は抜歯後に損傷され（19％）、成功した歯冠切除術後にはなく、3の神経（8％）は失敗した歯冠切除術後に損傷された（$P=0.01$）。ドライソケット感染の発生率は、3つの群で同様であった（それぞれ10/102, 10％、7 / 58, 12％、および4 / 36, 11％）。除去および再手術が必要な根はなかった。

　われわれの知るかぎりでは、これは、下歯槽神経保護における歯冠切除術の有効性についての最初の臨床試験である。フォローアップの長さは約2年であり、このプロセスは10年まで継続する可能性があるため、遅延症状の評価は十分ではない。しかし、歯冠切除術は、ドライソケットや感染のリスクを増加させることなく、下歯槽神経損傷の発生率を低下させると思われる。

〔Renton T, et al. Br J Oral Maxillofac Surg 2005;43(1): 7 -12.〕

開業医のための口腔外科 重要キーワード12

3 Oral cancer screening
口腔がんスクリーニング

早期口腔がんの治療成績は80〜90％と高く、初期の段階で発見・治療を行えば治癒に導くことは十分に可能である。また、アメリカ、イギリスなどの主要先進国では検診を含めた口腔がん対策が定着しており、その死亡者数は年々減少傾向にある。しかしながら、日本での死亡者数は最近20年間で約2倍と増加の一途をたどっており、もっとも口腔内診察の機会が多い一般開業歯科医師の口腔がん早期発見に対する取組みが急務と考えられている。また、本邦においては国民の口腔がん認知度が低く、腫瘍が進行増大するまで放置し、受診が遅れることにも大きな問題がある。今後は、ますます口腔がんの啓蒙活動や検診の普及などが重要となっていくと考えられる。

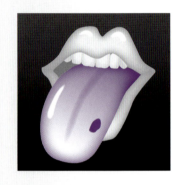

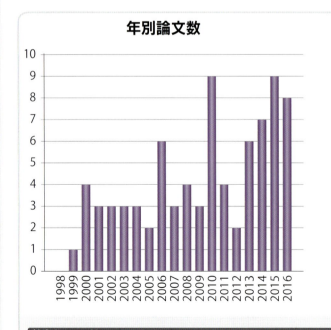

年別論文数

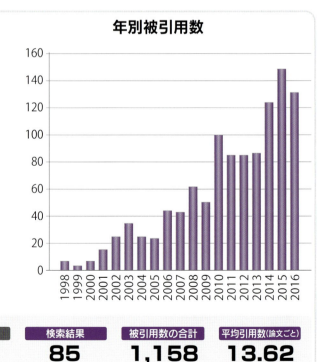

年別被引用数

検索キーワード
トピック：(oral cancer) AND トピック：(general practitioner)

検索結果 **85**
被引用数の合計 **1,158**
平均引用数(論文ごと) **13.62**

2017年6月現在

3 Oral cancer screening

トムソン・ロイターが選んだベスト20論文

	タイトル・和訳	2013年	2014年	2015年	2016年	合計引用数	平均引用数（1年ごと）
引用数 1位	Horowitz AM, Drury TF, Goodman HS, Yellowitz JA. Oral pharyngeal cancer prevention and early detection. Dentists' opinions and practices. J Am Dent Assoc 2000;131(4):453-462. 口腔咽頭がんの予防と早期発見——歯科医師の見解と実践	3	6	3	2	65	3.61
引用数 2位	Hollows P, McAndrew PG, Perini MG. Delays in the referral and treatment of oral squamous cell carcinoma. Br Dent J 2000;188(5):262-265. 口腔扁平上皮癌における患者紹介および治療時期の遅延	2	5	6	0	62	3.44
引用数 3位	Ingafou M, Leao JC, Porter SR, Scully C. Oral lichen planus: A retrospective study of 690 British patients. Oral Dis 2006;12(5):463-468. 口腔扁平苔癬：イギリス人患者690名の後ろ向き研究	7	4	2	3	52	4.33
引用数 4位	Lim K, Moles DR, Downer MC, Speight PM. Opportunistic screening for oral cancer and precancer in general dental practice: Results of a demonstration study. Br Dent J 2003;194(9):497-502. 一般歯科診療における口腔がんおよび前癌病変の任意型検診：実証試験結果	5	5	6	2	49	3.27
引用数 5位	Macpherson LM, McCann MF, Gibson J, Binnie VI, Stephen KW. The role of primary healthcare professionals in oral cancer prevention and detection. Br Dent J 2003;195(5):277-281. 口腔がんの予防と発見に関する一次医療従事者の役割	6	5	8	4	48	3.2
引用数 6位	Farah CS, Lynch N, McCullough MJ. Oral fungal infections: An update for the general practitioner. Aust Dent J 2010;55 Suppl 1 :48-54. 口腔真菌感染症：一般開業医のための最新知見	12	6	7	5	40	5
引用数 7位	Messadi DV. Diagnostic aids for detection of oral precancerous conditions. Int J Oral Sci 2013; 5 (2):59-65. 口腔前癌状態の発見のための診断補助装置	0	6	15	17	39	7.8

開業医のための口腔外科 重要キーワード12（関連性の高い論文和訳）

トムソン・ロイターが選んだベスト**20**論文

	タイトル・和訳	2013年	2014年	2015年	2016年	合計引用数	平均引用数（1年ごと）
引用数 **8**位	Kujan O, Duxbury AJ, Glenny AM, Thakker NS, Sloan P. Opinions and attitudes of the UK's GDPs and specialists in oral surgery, oral medicine and surgical dentistry on oral cancer screening. Oral Dis 2006;12(2):194-199. イギリスの口腔がんスクリーニングにおける一般歯科開業医、および口腔外科・口腔内科・歯科外科各専門医の見解と態度	2	3	2	0	36	3
引用数 **9**位	Humphris GM, Duncalf M, Holt D, Field EA. The experimental evaluation of an oral cancer information leaflet. Oral Oncol 1999;35(6):575-582. 口腔がん情報リーフレットに関する実験的評価	1	1	2	2	36	1.89
引用数 **10**位	Slots J. Update on general health risk of periodontal disease. Int Dent J. 2003;53 Suppl 3 :200-207. 歯周病の全身的健康リスクに関する最新知見	5	2	1	1	34	2.27
引用数 **11**位	Nagao T, Ikeda N, Fukano H, Miyazaki H, Yano M, Warnakulasuriya S. Outcome following a population screening programme for oral cancer and precancer in Japan. Oral Oncol 2000;36(4):340-346. 日本における口腔がんと前癌病変の集団検診プログラムの成果	2	1	2	1	31	1.72
引用数 **12**位	McCullough MJ, Prasad G, Farah CS. Oral mucosal malignancy and potentially malignant lesions: An update on the epidemiology, risk factors, diagnosis and management. Aust Dent J 2010;55 Suppl 1 :61-65. 口腔粘膜悪性病変と潜在的悪性病変：疫学、リスク要因、診断および管理に関する最新知見	4	7	9	6	30	3.75
引用数 **13**位	Llewellyn CD, Johnson NW, Warnakulasuriya S. Factors associated with delay in presentation among younger patients with oral cancer. Oral Surg Oral Med Oral Pathol Oral Radiol Endod 2004;97(6):707-713. 若年口腔がん患者における受診遅延の関連要因	1	4	0	5	30	2.14
引用数 **14**位	Conway DI, McMahon AD, Smith K, Black R, Robertson G, Devine J, McKinney PA. Components of socioeconomic risk associated with head and neck cancer: A population-based case-control study in Scotland. Br J Oral Maxillofac Surg 2010;48(1):11-17. 頭頸部がんに関連する社会経済的リスクの構成要素：スコットランドにおける集団ベースの症例対照研究	5	3	5	4	29	3.62

③ Oral cancer screening

トムソン・ロイターが選んだベスト**20**論文

	タイトル・和訳	2013年	2014年	2015年	2016年	合計引用数	平均引用数（1年ごと）
引用数 15位	Llewelyn J, Mitchell R. Smoking, alcohol and oral cancer in south east Scotland: A 10-year experience. Br J Oral Maxillofac Surg 1994;32(3):146-152. 南東スコットランドにおける喫煙、飲酒と口腔がんの関係――10年間の経験	3	0	1	1	29	1.21
引用数 16位	Huang SH, O'Sullivan B. Oral cancer: Current role of radiotherapy and chemotherapy. Med Oral Patol Oral Cir Bucal 2013;18(2):e233-240. 口腔がん：現代における放射線療法と化学療法の役割	0	11	7	6	28	5.6
引用数 17位	Greenwood M, Lowry RJ. Primary care clinicians' knowledge of oral cancer: A study of dentists and doctors in the North East of England. Br Dent J 2001;191(9):510-512. 一次医療者の口腔がんに関する知識：イングランド北東部における歯科医師と医師の研究	2	3	2	2	28	1.65
引用数 18位	Dimitroulis G, Reade P, Wiesenfeld D. Referral patterns of patients with oral squamous cell carcinoma, Australia. Eur J Cancer B Oral Oncol 1992;28B(1):23-27. オーストラリアにおける口腔扁平上皮癌患者の紹介様式	1	2	0	1	28	1.08
引用数 19位	Cowan CG, Gregg TA, Kee F. Prevention and detection of oral cancer: The views of primary care dentists in Northern Ireland. Br Dent J 1995;179(9):338-342. 口腔がんの予防と発見：北アイルランド一次医療従事歯科医師の見解	1	0	2	0	27	1.17
引用数 20位	Dyer TA, Robinson PG. General health promotion in general dental practice--the involvement of the dental team Part 2 : A qualitative and quantitative investigation of the views of practice principals in South Yorkshire. Br Dent J 2006;201(1):45-51. 一般歯科診療における健康増進－歯科医療の関与 Part 2：南ヨークシャー州における診療方針の質的量的調査	1	1	6	2	26	2.17

Delays in the referral and treatment of oral squamous cell carcinoma.

口腔扁平上皮癌における患者紹介および治療時期の遅延

Hollows P, McAndrew PG, Perini MG.

目的：口腔がん患者の紹介および治療の遅延を調査する。

研究デザイン：後ろ向き研究。

設定：地域総合病院顎顔面治療部（MFU）。

対象：1993年3月15日から1998年1月16日までに、Rotherham地域総合病院顎顔面治療部（RDGH MFU）に紹介来院し、連続登録された100名の口腔扁平上皮癌の患者。

方法：紹介時および治療時に収集した情報を後ろ向きに検討した。

結果：患者の72％を男性が占め、平均年齢は61.2±11.2歳（37〜88歳）であった。女性は28％で、平均年齢65.6±16.7歳（29〜90歳）であった。過半数（56％）が開業医師からの紹介で、残りのほとんどは開業歯科医師（36％）からであった。患者自身の遅延に関して明らかになったことでもっとも重大な事実は、症状の自覚から4週間以内に紹介元を受診した患者は39％に過ぎず、29％は3ヵ月以上受診しなかったことであった。T分類（原発巣の大きさ）、飲酒・喫煙の有無と、患者自身の紹介元受診の遅延との間に統計学的相関は認めなかった。一方、紹介元の医師または歯科医師の69％は1週間以内に患者を紹介していた。紹介元受診時のT分類と、各分類での紹介の遅れとの間に有意差はなかった。また、紹介元が医師であるか歯科医師であるかに関して、両患者間の年齢、性別分布に有意差は認めなかった。しかし、医師は歯科医師よりも患者の緊急性を伝える紹介状を添える可能性が高かった。MFUに直接紹介された患者は迅速に診察を受けたが、間接的な経路を介して紹介された患者では診察が遅れた。患者の95％は最初の相談から6週間以内に治療を受けていた。

結論：開業医の多くは1週間以内に口腔がん患者を紹介しており、もっとも重大な遅延は患者自身によるものである。しかし、一部の開業医は患者を不適切な専門医に紹介し、間接的な紹介を導くことがあった。これにより、紹介および治療経路がさらに遅延することとなる。したがって、国民と一次医療従事者の教育は継続すべきと考える。また、口腔粘膜の任意型検診を通常の歯科検査の一部に採用し、もっとも発がんリスクの高い患者群、特に多量飲酒・喫煙者をスクリーニング対象に組み入れるべきである。

（Br Dent J 2000;188(5):262-265.）

OBJECTIVE: To investigate the delays in referral and treatment of patients with oral cancer.
DESIGN: A retrospective study.
SETTING: District General Hospital Maxillofacial Unit (MFU).
SUBJECTS: 100 consecutive patients with invasive squamous cell carcinoma of the oral cavity referred to Rotherham District General Hospital Maxillofacial Unit (RDGH MFU) between 15th March 1993 and 16th January 1998.
METHOD: Information collected at the time of referral and treatment was examined retrospectively.
RESULTS: In the patients studied 72% were male, mean age 61.2 years (sd = 11.2, range 37 to 88) and 28% female, mean age 65.6 years (sd = 16.7, range 29 to 90). The majority of referrals were from medical practitioners (56%) and most of the remainder being referred by dental practitioners (36%). The patient delay was found to be the most significant with only 39% presenting within 4 weeks, 29% delayed more than 3 months. There was no statistical correlation between T-stage, alcohol or cigarette use and the patient delay in presentation. Having presented to a medical or dental practitioner 69% were referred within 1 week. There were no significant differences between the T-stages presenting to either medical or dental practitioners or in their delay in referral for each stage. There was no significant difference in age or sex distribution between the populations presenting to general medical or general dental practitioners. General medical practitioners were more likely to refer a patient urgently. Patients referred directly to the MFU were seen quickly but those referred via an indirect route were delayed. 95% of patients were treated within 6 weeks of first consultation.
CONCLUSION: The majority of practitioners refer patients with oral cancer within 1 week. The most significant delay is that caused by the patient. Some practitioners referred patients to inappropriate specialties, leading to indirect referrals. This results in additional delay in the referral and treatment pathway. Education of the public and primary health care workers should continue. Opportunistic screening of the oral mucosa should be part of the dental check up, with possible targeting of patients at greatest risk, particularly heavy drinkers and smokers.

❸ Oral cancer screening

The role of primary healthcare professionals in oral cancer prevention and detection.

口腔がんの予防と発見に関する一次医療従事者の役割

Macpherson LM, McCann MF, Gibson J, Binnie VI, Stephen KW.

目的：スコットランドの一次医療従事者における、口腔がんに関する現時点での知識、検査習慣および予防実践状況を調査し、関連するトレーニングの必要性を判断する。

設定：プライマリケア

方法：スコットランド全体で無作為抽出された357名の一般開業医師（GMPs）と331名の開業歯科医師を対象にアンケート調査を実施した。これに加えて、一次医療従事者に対するフォーカスグループの調査とインタビューを行った。

結果：歯科医師の58％は口腔がんの徴候について定期的な診査を行っていると回答したが、GMPs は通常、痛みの訴えがあった時に患者の口腔内を診査していた。多数の GMPs（85％）と歯科医師（63％）が、口腔がんの発見に自信がないと感じており、GMPs の70％以上はトレーニングを受けていないことが大きな障害になっていると認識していた。また、（カンジダ症や白板症、紅板症などの）各口腔内病変が、どの程度深刻な潜在的悪性能を有しているかについて、多くの開業医の理解はあいまいであった。高い割合（66％）の GMPs が、口腔がんの発見において医師が果たすべき重要な役割があると認識していたが、その一方で GMPs の多くは、それは第一に歯科医療に委任するべき問題であると強く感じていた。

結論：本研究では、口腔がん関連活動において、一次医療を担う開業医への継続的な教育研修プログラムが必要であることが明らかになった。そして、そこでは診断能力の向上と開業医の予防活動への参加促進をめざすべきである。

（Br Dent J 2003;195(5):277-281.）

AIM: To investigate current knowledge, examination habits and preventive practices of primary healthcare professionals in Scotland, with respect to oral cancer, and to determine any relevant training needs.
SETTING: Primary care.
METHOD: Questionnaires were sent to a random sample of 357 general medical practitioners (GMPs) and 331 dental practitioners throughout Scotland. Additionally, focus group research and interviews were conducted amongst primary healthcare team members.
RESULTS: Whilst 58% of dental respondents reported examining regularly for signs of oral cancer, GMPs examined patients' mouths usually in response to a complaint of soreness. The majority of GMPs (85%) and dentists (63%) indicated that they felt less than confident in detecting oral cancer, with over 70% of GMPs identifying lack of training as an important barrier. Many practitioners were unclear concerning the relative importance of the presence of potentially malignant lesions in the oral cavity. A high proportion of the GMPs indicated that they should have a major role to play in oral cancer detection (66%) but many felt strongly that this should be primarily the remit of the dental team.
CONCLUSION: The study revealed a need for continuing education programmes for primary care practitioners in oral cancer-related activities. This should aim to improve diagnostic skills and seek to increase practitioners' participation in preventive activities.

Oral fungal infections: An update for the general practitioner.
口腔真菌感染症：一般開業医のための最新知見

Farah CS, Lynch N, McCullough MJ.

　口腔カンジダ症は、日常的な歯科診療でもっともよくみられる真菌感染症である。それは、より悪性度の高い疾患に類似した多彩な臨床症状を呈し、時には治療に対して不応性を示して口腔内科の専門医介入を必要とすることもある。口腔カンジダ症は免疫力が低下した場合に発症することが多いため、その管理においては、背景となる基礎疾患について常に十分な精査を行っておく必要がある。本論文では、歯科診療で一般的にみられる口腔カンジダ病変の病因、臨床症状、および管理計画を中心に述べる。

（Aust Dent J 2010;55 Suppl 1:48-54.）

> Oral candidosis is the most common fungal infection encountered in general dental practice. It manifests in a variety of clinical presentations which may mimic more sinister diseases, and can occasionally be refractory to treatment requiring the attention of an oral medicine specialist. Management of oral candidosis should always include a thorough investigation of underlying predisposing conditions, as the disease often presents when the patient is systemically compromised. This update highlights the pathogenesis, clinical presentation, and management strategies of oral Candidal lesions commonly encountered in dental practice.

Oral cancer: Current role of radiotherapy and chemotherapy.
口腔がん：現代における放射線療法と化学療法の役割

Huang SH, O'Sullivan B.

　口腔がん（以下OSCC）という用語は、口唇、口底、舌、頬粘膜、下顎および上顎歯肉、硬口蓋、ならびに臼後三角の粘膜表層に生じる悪性腫瘍を示す。OSCCの治療方法としては、手術、放射線療法（外部照射（EBRT）、および / または小線源治療）、全身の術後補助化学療法（殺細胞性抗がん薬、および / または分子標的薬）があり、これらによる単独治療か、あるいは進行度や病理組織学的悪性度に応じて、これらを複合的に組み合わせた集学的治療を行う。単独、あるいは集学的治療の選択は、疾患制御率、予期される機能的・審美的障害、切除可能性、患者の一般的状態（Performance Status：PS）、施設・専門技術の利用可能性などさまざまな考慮に基づいて行われる。切除可能なOSCCの場合、標準治療は手術であるが、早期病変（T1、T2）では放射線療法単独も使用可能で、より局所的進行を認める場合（T3以上）は放射線療法に化学療法を併用することもあり得る。一般に放射線療法 +/- 化学療法は、手術後に問題のありそうな症例のために温存される。したがって、一次治療としての放射線療法 +/- 化学療法は、通常手術に耐えられないか適さない患者（切除不能症例）に適用となる。一方、小線源治療（組織内照射）は、早期の小原発巣に対する（手術以外では）唯一の治療法と考えられている。手術の切除マージンの設定が病理学的評価で不適切であった場合の補助治療としての役割も有し、術後の放射線療法 +/- 化学療法と同様に、通常は病理組織学的悪性度の高い患者のために温存される。小線源治療は、増悪・残存・再発病変、または以前の照射野内に二次的に発生した病変における再照射に特に有用である。上皮成長因子受容体（EGFR）を標的とする生物学的製剤（セツキシマブ）は、放射線療法または化学放射線療法との併用で効果が期待されている薬剤であり、現在臨床試験にて評価中である。

（Med Oral Patol Oral Cir Bucal 2013;18(2):e233-240.）

The term oral cavity cancer (OSCC) constitutes cancers of the mucosal surfaces of the lips, floor of mouth, oral tongue, buccal mucosa, lower and upper gingiva, hard palate and retromolar trigone. Treatment approaches for OSCC include single management with surgery, radiotherapy [external beam radiotherapy (EBRT) and/or brachytherapy], as well as adjuvant systemic therapy (chemotherapy and/or target agents); various combinations of these modalities may also be used depending on the disease presentation and pathological findings. The selection of sole or combined modality is based on various considerations that include disease control probability, the anticipated functional and cosmetic outcomes, tumor resectability, patient general condition, and availability of resources and expertise. For resectable OSCC, the mainstay of treatment is surgery, though same practitioners may advocate for the use of radiotherapy alone in selected "early" disease presentations or combined with chemotherapy in more locally advanced stage disease. In general, the latter is more commonly reserved for cases where surgery may be problematic. Thus, primary radiotherapy ± chemotherapy is usually reserved for patients unable to tolerate or who are otherwise unsuited for surgery. On the other hand, brachytherapy may be considered as a sole modality for early small primary tumor. It also has a role as an adjuvant to surgery in the setting of inadequate pathologically assessed resection margins, as does postoperative external beam radiotherapy ± chemotherapy, which is usually reserved for those with unfavorable pathological features. Brachytherapy can also be especially useful in the re-irradiation setting for persistent or recurrent disease or for a second primary arising within a previous radiation field. Biological agents targeting the epithelial growth factor receptor (EGFR) have emerged as a potential modality in combination with radiotherapy or chemoradiotherapy and are currently under evaluation in clinical trials.

日本における口腔がんと前癌病変の集団検診プログラムの成果

　本研究の目的は、日本で行われた口腔粘膜スクリーニングプログラムの妥当性と成果を評価することである。常滑市に居住する40歳以上の全成人を対象に、無料の一般健康診断と口腔検診を毎年実施した。20〜39歳の女性についても参加を奨励した。1996〜1998年の間に、19,056例の被験者(男性：5,885例、女性：13,171例、平均年齢：60.7±11.3歳)が、3タイプのスクリーニング歯科医師の検査を受けた。3タイプの内訳は、歯科レジデント(n=17)、病院歯科医師(n=5)あるいは一般開業歯科医師(n=15)であった。スクリーニング歯科医師は、本コホートにおいて783例(4.1%)の口腔粘膜病変を検出した。粘膜病変が検出されたこれらの患者のうち、200例(25.5%)が確定診断可能な設備を有する病院診療科に紹介となり、137例(68.5%)が実際に来院して専門医による精密検査を受けた。この結果、39例の口腔がんまたは前癌病変(扁平上皮癌2例、白板症37例)と、40例の扁平苔癬が確認された。偽陽性は5例(3.6%)で、がん以外の診断で紹介となった症例の中からはがんは検出されなかった。専門医による精密検査を受けた137例における、口腔がん、あるいは前癌病変の感度、特異度、陽性的中率は、それぞれ0.92、0.64、0.78であった。口腔がん／白板症の男性では、喫煙率、飲酒率、喫煙＋飲酒率が扁平苔癬／陰性被験者よりも高かった。本研究にて決定された感度および特異度からは、スクリーニングを行った日本の歯科医師の能力が満足できるものであることが示された。専門医による精密検査の受診率68.5%について、患者のコンプライアンス(遵守率)を測定した他の研究と比較した。

（Nagao T, et al. Oral Oncol 2000;36(4):340-346.）

口腔粘膜悪性病変と潜在的悪性病変：疫学、リスク要因、診断および管理に関する最新知見

　口腔粘膜の悪性病変や潜在的悪性病変を評価するための口腔内検査は、一般的な歯科診療における日常的業務である。一般開業歯科医師が口腔がんに遭遇することは珍しいことであり、不確かな報告(anecdotal reports)ではあるが、多忙な一般歯科診療において10年に1回程度とされている。しかし、口腔粘膜の潜在的悪性病変は比較的一般的であり、全体の約2.5%に存在する。本論文では、これらの口腔粘膜病変の疫学、危険因子、診断および管理を中心に述べる。

（McCullough MJ, et al. Aust Dent J 2010;55 Suppl 1 :61-65.）

頭頸部がんに関連する社会経済的リスクの構成要素：スコットランドにおける集団ベースの症例対照研究

　社会経済的状況と頭頸部がんのリスクとの複雑な関連性はいまだに解明されていない。2002年4月から2004年12月までに頭頸部がんと診断された103名の患者（年齢：24～80歳）を対象に、頭頸部がんリスクに対する社会階級構成要素の相対的影響を調査した。対照群は、一般開業医のリストから無作為に選ばれた91名とした。職業、教育、喫煙、アルコール消費に関する情報は個人へのインタビューで収集し、社会経済的状況については個人レベル（教育、職業社会階級、失業）、および地域別の貧困指標を用いて測定した。条件なしロジスティック回帰分析による多変量解析を用いて、オッズ比（以下 OR）および95%信頼区間（以下 CI）を算出した。最貧困地域の居住者（OR ＝4.66 [95% CI: 1.79-12.18]）、失業者（OR ＝2.27 [95% CI: 1.21-4.26]）は、高学歴者（OR ＝0.17 [95% CI: 0.05-0.58]）よりもがんのリスクが有意に高かった。しかしながら、喫煙とアルコール摂取要因を補正した場合、社会階級のすべての尺度で有意差が消失し、多変量解析の結果は喫煙が唯一の重大な危険因子（OR ＝15.53 [95% CI: 5.36-44.99]）であった。頭頸部がんリスクは、一貫して社会経済的貧弱に関連しており、特定の構成要素に対する強固な結び付きがあったものの、リスク全体に寄与していたのは喫煙であった。今後の課題として、社会経済的分析のための枠組みの構築が必要であると考えられた。

（Conway DI, et al. Br J Oral Maxillofac Surg 2010;48(1):11-17.）

オーストラリアにおける口腔扁平上皮癌患者の紹介様式

　早期診断は、口腔がん患者の予後に影響を及ぼす重要な因子である。診断の遅延に関してはさまざまな研究報告があり、患者、臨床医またはその両方に関連しているとされている。本研究では、診断の遅延状況を評価し、その遅延の理由を確認するために、医師および歯科医師からの口腔がん患者の紹介様式を検討した。対象は、口腔粘膜扁平上皮癌と診断されて連続登録された51名の患者で、これらを後ろ向きに評価した。本研究では、1/3 以上の患者（20名）が、最初に病変を自覚してから3ヵ月以上も遅れて専門機関を受診していたことが明らかとなった。口腔がんの診断に至るまでの初期遅延は、1/3 の患者（17名）で確認され、抗菌薬の処方や義歯調整などの不適切な治療が頻繁に行われていた。一般開業医師は、同歯科医師よりも高度に進展(T4)した原発性口腔がん患者を診察し、紹介に至ることが多かった。本研究の結果から、患者意識の欠如や不適切な臨床管理といった誤った慣行が社会に浸透していることが懸念された。

（Dimitroulis G, et al. Eur J Cancer B Oral Oncol 1992;28B(1):23-27.）

開業医のための口腔外科 重要キーワード12

④ BRONJ / MRONJ / ARONJ

薬剤関連顎骨壊死

ビスホスホネート関連顎骨壊死(Bisphosphonate-Related Osteonecrosis of the Jaw: BRONJ)に加えて、近年、デノスマブ(骨粗鬆症や癌の骨転移による骨病変の治療薬)に起因する顎骨壊死や、血管新生阻害薬あるいは分子標的治療薬に起因する顎骨壊死が報告されている。破骨細胞による骨吸収を治療ターゲットとするビスホスホネートとデノスマブが関与する顎骨壊死は、両者を包括して、ARONJ(Anti-resorptive agents-related ONJ)と呼ばれている。また、これに血管新生阻害薬、あるいは分子標的治療薬関連の顎骨壊死も加えて、総括して薬剤関連顎骨壊死(Medication-related ONJ: MRONJ)の名称が用いられることもある。

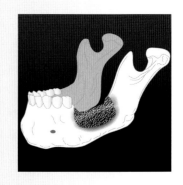

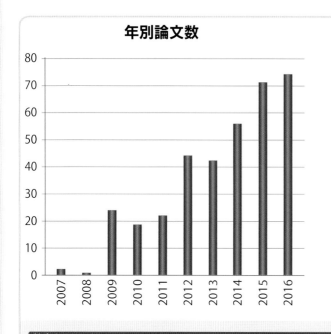

年別論文数

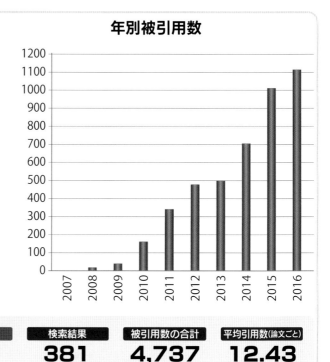

年別被引用数

検索キーワード
トピック：(bronj OR mronj OR aronj)

検索結果 **381**　被引用数の合計 **4,737**　平均引用数(論文ごと) **12.43**

2017年4月現在

トムソン・ロイターが選んだベスト20論文

	タイトル・和訳	2013年	2014年	2015年	2016年	合計引用数	平均引用数（1年ごと）
引用数1位	Ruggiero SL, Dodson TB, Assael LA, Landesberg R, Marx RE, Mehrotra B; American Association of Oral and Maxillofacial Surgeons. American Association of Oral and Maxillofacial Surgeons position paper on bisphosphonate-related osteonecrosis of the jaws--2009 update. J Oral Maxillofac Surg 2009;67(5 Suppl): 2 -12. ビスホスホネート関連顎骨壊死に関する米国口腔顎顔面外科学会のポジションペーパー──2009年最新版	77	86	65	48	482	53.56
引用数2位	Ruggiero SL, Dodson TB, Fantasia J, Goodday R, Aghaloo T, Mehrotra B, O'Ryan F; American Association of Oral and Maxillofacial Surgeons. American Association of Oral and Maxillofacial Surgeons position paper on medication-related osteonecrosis of the jaw--2014 update. J Oral Maxillofac Surg 2014;72(10):1938-1956. 薬剤関連顎骨壊死に関する米国口腔顎顔面外科学会のポジションペーパー──2014年最新版	0	2	68	118	227	56.75
引用数3位	Allen MR, Burr DB. The pathogenesis of bisphosphonate-related osteonecrosis of the jaw: So many hypotheses, so few data. J Oral Maxillofac Surg 2009;67(5 Suppl):61-70. ビスホスホネート関連顎骨壊死の病因：多くの仮説と少ないデータ	17	30	26	28	181	20.11
引用数4位	Carlson ER, Basile JD. The role of surgical resection in the management of bisphosphonate-related osteonecrosis of the jaws. J Oral Maxillofac Surg 2009;67(5 Suppl):85-95. ビスホスホネート関連顎骨壊死のマネージメントにおける外科切除の役割	9	20	28	15	115	12.78
引用数5位	Sonis ST, Watkins BA, Lyng GD, Lerman MA, Anderson KC. Bony changes in the jaws of rats treated with zoledronic acid and dexamethasone before dental extractions mimic bisphosphonate-related osteonecrosis in cancer patients. Oral Oncol 2009;45(2):164-172. 抜歯前にゾレドロン酸およびデキサメタゾンで治療したラットの顎の骨変化は、癌患者のビスホスホネート関連骨壊死を模倣する	14	11	20	14	102	11.33
引用数6位	Hellstein JW, Adler RA, Edwards B, Jacobsen PL, Kalmar JR, Koka S, Migliorati CA, Ristic H; American Dental Association Council on Scientific Affairs Expert Panel on Antiresorptive Agents. Managing the care of patients receiving antiresorptive therapy for prevention and treatment of osteoporosis: Executive summary of recommendations from the American Dental Association Council on Scientific Affairs. J Am Dent Assoc 2011;142(11):1243-1251. 骨粗鬆症の予防および治療のために骨吸収抑制治療を受けている患者のケア管理：アメリカ歯科医師会学術評議会からの勧告の実施要領	18	22	21	21	99	14.14
引用数7位	Ruggiero SL, Drew SJ. Osteonecrosis of the jaws and bisphosphonate therapy. J Dent Res 2007;86(11):1013-1021. 顎骨壊死とビスホスホネート治療	3	0	11	1	74	6.73

トムソン・ロイターが選んだベスト20論文

順位	タイトル・和訳	2013年	2014年	2015年	2016年	合計引用数	平均引用数（1年ごと）
引用数 8位	Arce K, Assael LA, Weissman JL, Markiewicz MR. Imaging findings in bisphosphonate-related osteonecrosis of jaws. J Oral Maxillofac Surg 2009;67(5 Suppl):75-84. ビスホスホネート関連顎骨壊死の画像所見	10	10	8	12	69	7.67
引用数 9位	Otto S, Schreyer C, Hafner S, Mast G, Ehrenfeld M, Stürzenbaum S, Pautke C. Bisphosphonate-related osteonecrosis of the jaws - characteristics, risk factors, clinical features, localization and impact on oncological treatment. J Craniomaxillofac Surg 2012;40(4):303-309. ビスホスホネート関連顎骨壊死：特徴、危険因子、臨床的特徴、局在化および腫瘍学的治療への影響	8	18	21	15	66	11
引用数 10位	Madrid C, Sanz M. What impact do systemically administered bisphosphonates have on oral implant therapy? A systematic review. Clin Oral Implants Res 2009;20 Suppl 4 :87-95. 全身投与されたビスホスホネートはインプラント治療にどのような影響を与えるか？ システマティックレビュー	9	6	15	16	63	7
引用数 11位	O'Ryan FS, Khoury S, Liao W, Han MM, Hui RL, Baer D, Martin D, Liberty D, Lo JC. Intravenous bisphosphonate-related osteonecrosis of the jaw: Bone scintigraphy as an early indicator. J Oral Maxillofac Surg 2009;67(7):1363-1372. 静脈内ビスホスホネート関連顎骨壊死：早期指標としての骨シンチグラフィー	7	5	16	10	63	7
引用数 12位	Assael LA. Oral bisphosphonates as a cause of bisphosphonate-related osteonecrosis of the jaws: clinical findings, assessment of risks, and preventive strategies. J Oral Maxillofac Surg 2009;67(5 Suppl):35-43. ビスホスホネート関連顎骨壊死の原因としての経口ビスホスホネート：臨床所見、リスク評価、および予防戦略	13	10	6	2	63	7
引用数 13位	Kühl S, Walter C, Acham S, Pfeffer R, Lambrecht JT. Bisphosphonate-related osteonecrosis of the jaws--A review. Oral Oncol 2012;48(10):938-947. ビスホスホネート関連顎骨壊死：レビュー	3	20	16	14	56	9.33
引用数 14位	Otto S, Hafner S, Mast G, Tischer T, Volkmer E, Schieker M, Stürzenbaum SR, von Tresckow E, Kolk A, Ehrenfeld M, Pautke C. Bisphosphonate-related osteonecrosis of the jaw: Is pH the missing part in the pathogenesis puzzle? J Oral Maxillofac Surg 2010;68(5):1158-1161. ビスホスホネート関連顎骨壊死：pHは病因の謎の欠けた部分か？	4	10	7	15	55	6.88

④ BRONJ / MRONJ / ARONJ

トムソン・ロイターが選んだベスト**20**論文

順位	タイトル・和訳	2013年	2014年	2015年	2016年	合計引用数	平均引用数（1年ごと）
引用数 15位	Otto S, Abu-Id MH, Fedele S, Warnke PH, Becker ST, Kolk A, Mücke T, Mast G, Köhnke R, Volkmer E, Haasters F, Lieger O, Iizuka T, Porter S, Campisi G, Colella G, Ploder O, Neff A, Wiltfang J, Ehrenfeld M, Kreusch T, Wolff KD, Stürzenbaum SR, Schieker M, Pautke C. Osteoporosis and bisphosphonates-related osteonecrosis of the jaw: Not just a sporadic coincidence--A multi-centre study. J Craniomaxillofac Surg 2011;39(4):272-277. 骨粗鬆症とビスホスホネート関連顎骨壊死：偶然の一致だけではない──多施設研究	12	9	5	8	53	7.57
引用数 16位	Hutchinson M, O'Ryan F, Chavez V, Lathon PV, Sanchez G, Hatcher DC, Indresano AT, Lo JC. Radiographic findings in bisphosphonate-treated patients with stage 0 disease in the absence of bone exposure. J Oral Maxillofac Surg 2010;68(9):2232-2240. ビスホスホネート治療中を受けている骨露出のないステージ0の患者のX線写真所見	11	9	9	9	52	6.5
引用数 17位	Pautke C, Bauer F, Otto S, Tischer T, Steiner T, Weitz J, Kreutzer K, Hohlweg-Majert B, Wolff KD, Hafner S, Mast G, Ehrenfeld M, Stürzenbaum SR, Kolk A. Fluorescence-guided bone resection in bisphosphonate-related osteonecrosis of the jaws: First clinical results of a prospective pilot study. J Oral Maxillofac Surg 2011;69(1):84-91. ビスホスホネート関連顎骨壊死の蛍光ガイド下骨切除：前向きパイロット研究の最初の臨床成績	4	8	18	8	50	7.14
引用数 18位	Wilde F, Heufelder M, Winter K, Hendricks J, Frerich B, Schramm A, Hemprich A. The role of surgical therapy in the management of intravenous bisphosphonates-related osteonecrosis of the jaw. Oral Surg Oral Med Oral Pathol Oral Radiol Endod 2011;111(2):153-163. 静脈内ビスホスホネート関連顎骨壊死のマネージメントにおける外科治療の役割	3	10	14	9	48	6.86
引用数 19位	Lazarovici TS, Yahalom R, Taicher S, Schwartz-Arad D, Peleg O, Yarom N. Bisphosphonate-related osteonecrosis of the jaw associated with dental implants. J Oral Maxillofac Surg 2010;68(4):790-796. 歯科インプラントに関連したビスホスホネート関連顎骨壊死	8	8	9	9	47	5.88
引用数 20位	Stanton DC, Balasanian E. Outcome of surgical management of bisphosphonate-related osteonecrosis of the jaws: Review of 33 surgical cases. J Oral Maxillofac Surg 2009;67(5):943-950. ビスホスホネート関連顎骨壊死の外科治療の結果：33例の外科ケースのレビュー	5	4	8	4	47	5.22

The pathogenesis of bisphosphonate-related osteonecrosis of the jaw: So many hypotheses, so few data.

ビスホスホネート関連顎骨壊死の病因：多くの仮説と少ないデータ

Allen MR, Burr DB.

　ビスホスホネート関連骨壊死（BRONJ）は、医療および研究分野の関心を生んでいるが、その病因は依然として謎である。このレビューの目的は、BRONJ の基盤となるさまざまな仮説を要約することである。BRONJ において、口腔粘膜の役割が提唱されているが、骨が第一に興味を抱く組織であろう。近年のデータでは、ビスホスホネートは、顎において著明にリモデリングを抑制することを示しているが、もっとも一般的な BRONJ の仮説「顎骨壊死の発現はビスホスホネートにより誘発されたリモデリング抑制に起因する」は、主に間接的な証拠によって支持されている。リモデリング抑制は、生存不能な骨細胞を蓄積し得ると予測され、そして示されてきた一方で、骨細胞に対するビスホスホネートのより直接的な細胞毒性効果も提唱されてきた。ビスホスホネートは抗血管形成効果を有し、これが BRONJ の病因に寄与し得ると推測される。脈管系の他の側面（たとえば、血流）も、BRONJ に寄与する可能性があるが、障害された血管新生能は、処置後の治癒にもっとも関与しえるだろう。多くの BRONJ 患者に感染が存在するにもかかわらず、感染が病態生理学における主要な事象であるか二次的事象であるかについての明確な証拠はない。病因上これらの主要因に加え、BRONJ に関連する多数の捕捉因子（たとえば、糖尿病、喫煙、抜歯、併用薬）が、ビスホスホネートと相互作用し、リモデリング、血管新生／血流、および感染に影響を及ぼす可能性がある。BRONJ の病因に関する知識の欠如はデータの欠如に起因しているので、この重篤な状況を理解するための研究創生は、仮説に端を発するのみとなっている。

（J Oral Maxillofac Surg 2009;67(5 Suppl):61-70.）

Bisphosphonate-related osteonecrosis of the jaw (BRONJ) has generated great interest in the medical and research communities yet remains an enigma, given its unknown pathogenesis. The goal of this review is to summarize the various proposed hypotheses underlying BRONJ. Although a role of the oral mucosa has been proposed, the bone is likely the primary tissue of interest for BRONJ. The most popular BRONJ hypothesis-manifestation of necrotic bone resulting from bisphosphonate--induced remodeling suppression--is supported mostly by indirect evidence, although recent data have shown that bisphosphonates significantly reduce remodeling in the jaw. Remodeling suppression would be expected, and has been shown, to allow accumulation of nonviable osteocytes, whereas a more direct cytotoxic effect of bisphosphonates on osteocytes has also been proposed. Bisphosphonates have antiangiogenic effects, leading to speculation that this could contribute to the BRONJ pathogenesis. Compromised angiogenesis would most likely be involved in post-intervention healing, although other aspects of the vasculature (eg, blood flow) could contribute to BRONJ. Despite infection being present in many BRONJ patients, there is no clear evidence as to whether infection is a primary or secondary event in the pathophysiology. In addition to these main factors proposed in the pathogenesis, numerous cofactors associated with BRONJ (eg, diabetes, smoking, dental extraction, concurrent medications) could interact with bisphosphonates and affect remodeling, angiogenesis/blood flow, and/or infection. Because our lack of knowledge concerning BRONJ pathogenesis results from a lack of data, it is only through the initiation of hypothesis-driven studies that significant progress will be made to understand this serious and debilitating condition.

BRONJ / MRONJ / ARONJ

The role of surgical resection in the management of bisphosphonate-related osteonecrosis of the jaws.

ビスホスホネート関連顎骨壊死のマネージメントにおける外科切除の役割

Carlson ER, Basile JD.

目的：ビスホスホネート関連顎骨壊死（BRONJ）は、用語、頻度、病因、および最良の治療方法の観点から、その病態はあまり理解されていない。とりわけ、非外科的療法に関する治療が数多く推奨されている。この論文の目的は、これらの患者の下顎骨、および上顎骨における壊死骨切除の成績について特に調べることである。

患者および方法：われわれは、82名の患者において、103部位の BRONJ を同定した。これらの部位のうち、32部位が上顎で、71部位が下顎であった。患者のうち30名は経口ビスホスホネート薬を服用し、52名は非経口ビスホスホネート薬を使用していた。切除は、74例の骨壊死の95部位で行われたが、8例中の8部位は切除されなかった。ビスホスホネート経口投与患者では、27部位が切除され、非経口ビスホスホネートで治療された患者では、68部位が切除された。

結果：95部位のうち87部位（91.6%）は、良好に治癒した。経口ビスホスホネート薬を服用している患者の27部位のうち26部位（96.3%）は、満足のいく治癒を示し、1例は再発した。非経口ビスホスホネート薬を服用している患者の68部位のうち61部位（89.7%）は、満足のいく治癒を示し、7部位は再発した。経口または非経口のビスホスホネートに関連する上顎切除を受けた29名の患者（100%）すべてが、許容できる治癒であった。8名の患者において、再発は術後7日～250日（平均73日）の範囲で確認された。再発の8部位のうち6部位は、BRONJ の下顎骨辺縁切除後に発生した。2例の患者において、3部位の新たな病変が発症した。両者とも、非経口ビスホスホネート薬を使用していた。3例の患者の4部位において、切除した標本の組織学的検査で悪性疾患が同定された。

結論：BRONJ の切除術は、経口ビスホスホネート薬を服用している患者において許容される。さらに、経口または非経口ビスホスホネート薬服用中の患者における上顎の BRONJ の切除は、治癒に関する予知性がある。非経口ビスホスホネート使用中の患者における下顎の BRONJ の切除は、高いレベルの成功は実現されるものの、さまざまな術後経過をたどる。外科医は、ビスホスホネート薬服用中の患者に発生する上顎、および下顎の壊死骨の切除を考慮すべきである。さらに、難治性の場合は、辺縁切除後の区域切除のような、より積極的な切除で主尾よく管理しえる。

（J Oral Maxillofac Surg 2009;67(5 Suppl):85-95.）

PURPOSE: Bisphosphonate-related osteonecrosis of the jaws (BRONJ) is a poorly understood pathologic entity from the standpoints of its nomenclature, frequency, pathogenesis, and best method of treatment. In particular, numerous recommendations have been made for treatment involving nonsurgical therapy. It is the purpose of this article to specifically examine the success of resection of the necrotic bone in the mandible and maxilla in these patients.
PATIENTS AND METHODS: We identified 103 sites of BRONJ in 82 patients. Of these sites of osteonecrosis, 32 were in the maxilla and 71 were in the mandible. Of the patients, 30 were taking an oral bisphosphonate medication whereas 52 were taking a parenteral bisphosphonate medication. Resection was performed in 95 sites of osteonecrosis in 74 patients, whereas 8 sites diagnosed in 8 patients were not resected. A total of 27 sites of BRONJ were resected in patients treated with oral bisphosphonates, and 68 sites of BRONJ were resected in patients treated with parenteral bisphosphonates.
RESULTS: Of the 95 resected sites, 87 (91.6%) healed in an acceptable fashion with resolution of disease. Of 27 resected sites in patients taking an oral bisphosphonate medication, 26 (96.3%) healed satisfactorily, with refractory disease developing in 1 site. Of 68 resected sites in patients taking a parenteral bisphosphonate medication, 61 (89.7%) healed satisfactorily, with refractory disease developing in 7 sites. All 29 patients (100%) undergoing resection of the maxilla related to either an oral or parenteral bisphosphonate healed acceptably. The 8 patients who had the development of refractory disease did so with a range of 7 to 250 days postoperatively (mean, 73 days). Of the 8 sites of refractory disease, 6 developed after a marginal resection of the mandible for BRONJ. Three sites of new primary disease developed in 2 patients postoperatively. Both patients were taking a parenteral bisphosphonate medication. Histologic examination of the resected specimens identified malignant disease in 4 specimens in 3 patients.
CONCLUSION: Resection of BRONJ permits acceptable healing in patients taking an oral bisphosphonate medication. In addition, resection of BRONJ of the maxilla in patients taking an oral or parenteral bisphosphonate medication follows a predictable course with regard to healing. Resection of BRONJ of the mandible in patients taking a parenteral bisphosphonate medication follows a variable postoperative course, although a high degree of success is realized. Surgeons should consider resection of necrotic bone of the maxilla and mandible that develops in patients taking bisphosphonate medications. In addition, refractory disease can be successfully managed with a more aggressive resection, specifically, a segmental resection of the mandible after a marginal resection of the mandible where refractory disease developed.

Bony changes in the jaws of rats treated with zoledronic acid and dexamethasone before dental extractions mimic bisphosphonate-related osteonecrosis in cancer patients.

抜歯前にゾレドロン酸およびデキサメタゾンで治療したラットの顎の骨変化は、癌患者のビスホスホネート関連骨壊死を模倣する

Sonis ST, Watkins BA, Lyng GD, Lerman MA, Anderson KC.

　顎骨壊死は、骨転移の予防のために患者の静脈内に投与されたアミノビスホスホネートの使用と関連している。ビスホスホネート関連顎骨壊死 (以下 BRONJ) の自然経過、リスクに関連する因子、および病理生物学のより完全な理解は、ヒト材料の利用可能性および臨床的予測の欠如によって制限されてきた。ここでは、ヒトにおける臨床的、放射線学的、および組織学的特徴の多くを再現する、雌の Sprague-Dawley ラットで開発された動物モデルについて述べる。ゾレドロン酸 (以下 ZA) およびデキサメタゾン (以下 DX) で 1〜3 週間処置した動物は、下顎または上顎大臼歯の抜歯後に BRONJ 様変化を生じた。対照動物の抜歯部位は迅速な上皮化をともなったが、ZA / DX で処置した動物は、臨床的および組織学的に壊死性骨上に潰瘍を示した。対照動物の放射線画像とは対照的に、ZA / DX で処置した動物の画像は、不均一な放射線濃度で、歯槽骨頂が明確に同定できなかった。対照または ZA / DX 処置ラットと比較して、炎症性浸潤のわずかな増加が、ZA 単独処置群の 14 日後に観察された。しかし、抜歯 28 日後では差異は観察されなかった。組織血管分布は、ZA / DX またはコントロール標本と比較して、ZA 単独処置動物でもっとも顕著であった。上皮細胞のアポトーシスはいずれの実験群においても観察されず、Periodic Acid Schiff (PAS) 染色で *Actinomyces* は観察されなかった。したがって、ラットにおける抜歯前の ZA / DX の投与は、BRONJ を発症したヒトと同様の骨および軟組織の変化を生じさせ、その予防および治療戦略と同様に、病因の研究のための有用なモデルを提供するかもしれない。

(Oral Oncol 2009;45(2):164-172.)

Osteonecrosis of the jaw is associated with aminobisphosphonate use in patients treated with intravenous doses for the prevention of bony metastases. A more complete understanding of the natural history of bisphosphonate-related osteonecrosis of the jaws (BRONJ), factors associated with risk, and its pathobiology has been limited by the availability of human material and the absence of clinical predictability. We now describe an animal model, developed in female Sprague-Dawley rats, in which we replicate many of the clinical, radiographic, and histologic features described in humans. Animals treated with a sequence of zoledronic acid (ZA) and dexamethosone (DX) over a one to three week period developed BRONJ-like changes following extraction of mandibular or maxillary molars. Whereas the extraction sites of control animals underwent predictable healing with rapid epithelialization, animals treated with ZA/DX demonstrated clinical and histological evidence of ulceration overlying areas of necrotic bone. In contrast to images from control animals, radiographs from animals treated with ZA/DX demonstrated poor definition of the alveolar ridge with mixed radiodensity. Modest increases in the extent of the inflammatory infiltrate were seen fourteen days after extraction in ZA-only treated animals compared to control or ZA/DX-treated rats. However, by post-extraction day 28, no differences were observed. Tissue vascularity was most pronounced in ZA-only treated animals compared to ZA/DX or control specimens. Apoptosis of epithelial cells was not observed in any experimental groups, and no evidence of Actinomyces was observed as determined by Periodic Acid Schiff (PAS) staining. The administration of ZA/DX preceding dental extractions in rats therefore results in the development of bony and soft tissue changes that are similar to those noted humans who develop BRONJ, and may provide a useful model for study of its pathogenesis, as well as strategies for its prevention and treatment.

BRONJ / MRONJ / ARONJ

Bisphosphonate-related osteonecrosis of the jaws - characteristics, risk factors, clinical features, localization and impact on oncological treatment.

ビスホスホネート関連顎骨壊死：特徴、危険因子、臨床的特徴、局在化および腫瘍学的治療への影響

Otto S, Schreyer C, Hafner S, Mast G, Ehrenfeld M, Stürzenbaum S, Pautke C.

緒言：顎骨壊死（ONJ）は、悪性疾患の治療によく使用される静脈内窒素含有ビスホスホネート療法の重大な副作用である。危険因子の詳細な調査を行った数多くの研究に対するケースシリーズが出版されているが、ONJ の正確な位置特定と腫瘍学的治療への影響は知られていない。

患者および方法：ミュンヘン、ルートヴィッヒ・マクシミリアン大学口腔顎顔面外科における、ONJ に罹患したすべての患者の医療記録（2003～2009年）をまとめたこの単一施設研究では、合計126名の患者が ONJ の症例基準を満たし臨床的に検査された。腫瘍学的治療への影響と同様に、根底にある危険因子の同定、臨床的特徴、ONJ の局在化に焦点を当て、66名の患者の詳細なアンケートを含む病歴を収集した。

結果：大部分の ONJ は、窒素含有ビスホスホネートを静脈内投与した悪性疾患患者（n=117; 92.8％）で、特に乳がん（n=57; 45.2％）、多発性骨髄腫（n=37; 29.4％）、および前立腺がん（n=13; 10.3％）に生じた。ONJ は、骨粗鬆症または関節リウマチに罹患している 9 名の患者（7.1％）でも診断された。もっとも一般的な臨床的特徴は、口腔内での壊死骨露出（93.9％）で、その内78.8％の症例が痛みを伴っていた。下顎、特に両方の顎の大臼歯および小臼歯領域に生じる傾向が示された。腫瘍治療に関する助言はなされていないが、ONJ の発現は、（かなりの患者割合で）投薬およびスケジュールの変更を生じた。もっとも頻繁に使用された併用薬は、ステロイドや抗血管形成薬、たとえばサリドマイドであった。

考察：ONJ の下顎大臼歯および小臼歯領域に生じる傾向や発症に先立つ感染症は、局所の炎症および pH の変化が、窒素含有ビスホスホネートの放出や活性化を引き起こし最終的に壊死に至る可能性がある、という最近の病因論を支持する。

結論：ONJ の発症には多くの病因があり、臨床症状は多様である。 ONJ は、生活の質だけでなく、根底にある病気の治療も損なう可能性がある。

（J Craniomaxillofac Surg 2012;40(4):303-309.）

INTRODUCTION: Osteonecrosis of the jaw (ONJ) is a serious side-effect of intravenous nitrogen-containing bisphosphonate therapy frequently used in the treatment of malignant diseases. Despite numerous case series published so far studies with detailed investigations into risk factors, the precise localization of ONJ and impact of ONJ on the oncological treatment remain sparse.

PATIENTS AND METHODS: This single-centre study collated medical records (2003-2009) of all patients that suffered from ONJ within the Department of Oral and Maxillofacial Surgery, Ludwig-Maximilians-University of Munich, Germany. In total, 126 patients fulfilled the case criteria of ONJ and were examined clinically. The complete medical history including detailed questionnaires was collected of 66 patients, focussing in particular on the identification of underlying risk factors, clinical features, ONJ localization as well as the impact on the oncological treatment.

RESULTS: The majority of ONJ cases occurred in patients suffering from malignant diseases (n=117; 92.8%), in particular breast cancer (n=57; 45.2%), multiple myeloma (n=37; 29.4%) and prostate cancer (n=13; 10.3%), all received nitrogen-containing bisphosphonates intravenously. ONJ was also diagnosed in 9 patients (7.1%) suffering from osteoporosis or rheumatoid arthritis. The most prevalent clinical feature was exposed necrotic bone (93.9%) in the oral cavity which was accompanied in 78.8% of cases by pain. A predilection for the mandible and in particular for molar and premolar regions in both jaws was shown. Although no recommendation concerning the oncologic treatment was made, the manifestation of ONJ resulted (in a significant proportion of the patients) in a change of medication and schedule. The most frequent co-medications were steroids and anti-angiogenetic drugs, such as thalidomide.

DISCUSSION: The predilection for mandibular molar and premolar regions, and the infectious conditions that often precede the onset of ONJ support recent pathogenesis theories stating that local inflammation and associated pH-changes may trigger the release and activation of nitrogen-containing bisphosphonates ultimately resulting in necrosis.

CONCLUSION: The development of ONJ has a multi-factorial aetiology and the clinical presentation can vary markedly. ONJ cannot only impair the quality of life but also the treatment of the underlying disease.

全身投与されたビスホスホネートはインプラント治療にどのような影響を与えるか？　システマティックレビュー

目的：このシステマティックレビューの目的は、「静脈内(IV)または経口ビスホスホネート(BP)を使用している患者は、インプラント療法を受けることができるか」、「ビスホスホネート関連顎骨壊死(BRONJ)を発症するリスクは何か？」、そして「オッセオインテグレーションしたインプラントは、BP療法の影響を受ける可能性があるか」について文献を評価、分析することである。

材料および方法：Medline検索が行われ、1966～2008年12月までの包含基準と除外基準を満たすすべての出版物がレビューに含まれた。さらに、1966～2008年にかけて出版された英語論文について、コクランレビュー、コクラン比較試験中央登録、およびEMBASE(1980～2008年まで)を検索した。すべての特定された出版物に引用された参考文献を手作業で評価し、文献検索は完了した。

結果：前向き研究1件と後ろ向き研究3件の文献調査を行った。前向き非ランダム化比較試験では、インプラント治療後36ヵ月までBP治療の有無にかかわらず患者が追跡された。実験群の患者は、1～4年の期間にわたりインプラント治療前に経口BPを使用していた。BRONJを発症した患者はおらず、インプラントの成績はBP薬の影響を受けなかった。3つの後ろ向き研究(2つの症例対照研究、および1つのケースシリーズ)は、非常に類似した結果をもたらした。すべての経口BP患者はインプラント治療後に追跡調査を受け、追跡期間は2～4年であった。BRONJは報告されず、インプラントの残存率は95～100％の範囲であった。ガイドラインと勧告を含むBRONJに関する文献検索では、59件の論文が確認され、そこから6件が検索された。ガイドラインでは、IV-BPを使用している癌患者のインプラントは禁忌であり、骨粗鬆症に対して経口BPを使用している患者のインプラントは禁忌ではない、というコンセンサスがあった。

結論：1つの前向き、および3つの後ろ向きシリーズ(217例)の分析では、5年以下の経口BP内服患者においてBRONJは報告されておらず、経口BPの内服が5年未満の患者において、インプラント治療は安全な術式かもしれない。さらに、経口BPは短期間(1～4年間)のインプラント残存率に影響しなかった。

（Madrid C, et al. Clin Oral Implants Res 2009;20 Suppl 4:87-95.）

ビスホスホネート関連顎骨壊死の原因としての経口ビスホスホネート：臨床所見、リスク評価、および予防戦略

目的：経口ビスホスホネートは、口腔衛生に深刻な影響を及ぼすことが知られている。経口ビスホスホネート治療を受けている患者のケアにあたる外科医を支援するために、重要な臨床的疑問に対するエビデンスに基づいた調査が必要である。

材料および方法：以下の質問に取り組むため、文献を調べた。経口ビスホスホネート使用患者のビスホスホネート関連顎骨壊死(BRONJ)の危険性は何か？　経口ビスホスホネート使用に起因するBRONJがなぜ少ないのか？　骨壊死の発症における補助因子の重要性は？　経口ビスホスホネート使用患者のBRONJは、臨床上どのような問題があるか？　BRONJのリスクにはどのような歯科処置が関連しているか？　経口ビスホスホネート使用患者のBRONJとは別の重要な所見があるか？　経口ビスホスホネート使用患者でBRONJを予防するための実績ある戦略はあるか？　患者は経口ビスホスホネートの使用を一時的、または永久に中断すべきか？

結果：レビューは臨床的意思決定に役立つ情報を提供する。一般に、BRONJのリスクは、1万人中1人～10万人中1人であるが、抜歯後に300人に1人に増える可能性がある。BRONJ症例の大部分は、静脈内注射の患者である可能性が高い。補助因子は確立されていないが、喫煙、ステロイド使用、貧血、低酸素血症、糖尿病、感染症、免疫不全などが重要である。経口ビスホスホネート使用患者のBRONJはステージ2を超えて進展することはまれであり、多くの症例は経口薬の中止により改善する。抜歯は、BRONJのリスクを増加させる唯一の処置である。歯科用インプラントは、経口ビスホスホネート使用患者において注意して使用すべきである。経口ビスホスホネート使用の利点とリスクは、投薬の一時的または永久的停止の必要性を判断する前に、個別に処方医と協議の上、比較検討されなければならない。

結論：明らかになったエビデンスは、経口ビスホスホネートを服用中の口腔顎顔面外科患者に有益な臨床判断をする手助けとなる。

（Assael LA. J Oral Maxillofac Surg 2009;67(5 Suppl):35-43.）

BRONJ / MRONJ / ARONJ

骨粗鬆症とビスホスホネート関連顎骨壊死：偶然の一致だけではない——多施設研究

緒言：ビスホスホネート（以下 BP）は、骨の代謝を抑制する強力な薬剤である。有害な副作用はまれであるが、ビスホスホネート関連顎骨壊死（以下 BRONJ）のような重篤な状態になる可能性がある。今日までの研究は、主として高用量の BP を静脈内投与された骨転移を有する癌患者における BRONJ の発症、および進行に焦点を当ててきた。しかし、潜在的なジレンマが、長期的な経口 BP 療法を受けている数百万人の骨粗鬆症患者から生じるかもしれない。

患者および方法：この研究は、11の異なる欧州の病院で2004年から2008年の間に診断された BRONJ の470例を評価し、BRONJ に罹患している骨粗鬆症患者を同定した。各患者は臨床的に詳細な病歴が調査された。

結果：合計37／470例（7.8％）が骨粗鬆症のための経口 BP 治療と関連していた。罹患者の大半（57％）は、米国口腔顎顔面外科学会で定義されているような、BRONJ の危険因子を有していなかった。リスク要因のない患者の平均 BP 摂取期間は長く、各患者はリスク因子を有する患者と比較して高齢であったが、統計学的有意差は認められなかった。患者の78％において、BRONJ 診断前の経口 BP 治療の期間は3年を超えていた。

考察：この研究結果は、BRONJ に罹患している経口 BP 使用中の骨粗鬆症患者の相対頻度が、以前に報告されたものよりも高いことを示唆している。大規模な集団において、BRONJ の疫学的特徴を実証することが急務である。

（Otto S, et al. J Craniomaxillofac Surg 2011;39(4):272-277.）

歯科インプラントに関連したビスホスホネート関連顎骨壊死

目的：ビスホスホネート関連顎骨壊死（以下 BRONJ）は、長期のビスホスホネート（以下 BP）使用による破壊的な副作用としてよく報告される。歯科インプラント（以下 DIs）に関連した BRONJ についての文献は少ない。この研究の目的は、BRONJ と DI に関連した大規模なケースシリーズを提示することである。

患者および方法：2003年から2009年までの、口腔顎顔面外科で治療された DI に関連する BRONJ を有するすべての患者ファイルが調査された。人口統計、医療背景、タイプ、BRONJ 発症前の BP 投与期間、治療様式、および治療成果に関するデータを検索した。

結果：この試験に登録された27名の BRONJ 患者のうち、11名（41％）が経口 BP を服用し、16名（59％）は静注 BP に関連していた。BRONJ は、アレンドロネート、ゾレドロン酸、およびパミドロネートの患者で、発症までの平均期間は、それぞれ、68ヵ月（中央値60ヵ月）、16.4ヵ月（中央値13ヵ月）、50.2ヵ月（中央値35ヵ月）であった。DI 後最初の6ヵ月間に BRONJ を発症した患者は、わずか6名であった。DI 前に BP 治療が開始されたとき、BRONJ 発症までの平均期間は16.2ヵ月（中央値11ヵ月）であった。治療の選択肢は、長期的な抗生物質投与および外科手術で、奏効率は経口 BP を服用している患者では良好であった。BRONJ と糖尿病、ステロイド摂取、または喫煙習慣との間には有意な関連はなかった。

結論：BP 治療、および DIs を受けている患者は、DIs に関連する BRONJ の発症を発見するために長期の経過観察が必要である。

（Lazarovici TS, et al. J Oral Maxillofac Surg 2010;68(4):790-796.）

開業医のための口腔外科 重要キーワード12

⑤ *Orofacial pain*

口腔顔面痛

Orofacial pain（口腔顔面痛）とは特定の疾患の名称ではなく、文字通り口腔と顔面部に発現する疼痛（症状）を指す。顔面という狭い領域に発現する痛みの中には、痛みの部位が特定しにくいものも多いため、歯科医師は歯痛や顎関節症と誤診しやすく、患者が不必要・不適切な治療を受けるといったケースも少なくない。このような混乱を避けるために、歯科の新分野として原因不明の口腔顔面部の診断と治療を行う口腔顔面痛学が、1990年代後半から米国口腔顔面痛学会（AAOP: American Academy of Orofacial Pain）を中心として急速に世界の歯科医学界に普及しつつある。

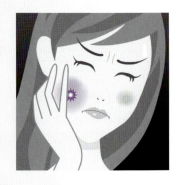

（Charles McNeil（監修），Greg Goddard，和嶋浩一，井川雅子（著）．TMDを知る．最新顎関節症治療の実際．東京：クインテッセンス出版，1997．より引用改変）

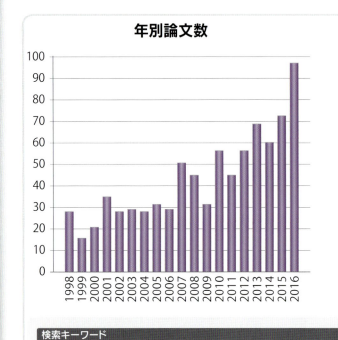

年別論文数

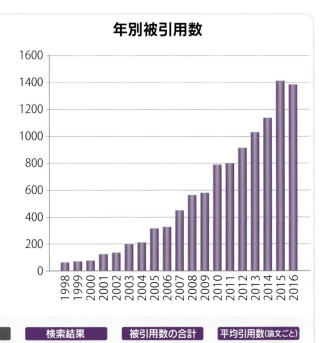

年別被引用数

検索キーワード
トピック：(orofacial pain)

検索結果	被引用数の合計	平均引用数（論文ごと）
957	**11,221**	**11.73**

2017年4月現在

5 Orofacial pain

トムソン・ロイターが選んだベスト20論文

	タイトル・和訳	2013年	2014年	2015年	2016年	合計引用数	平均引用数（1年ごと）
引用数 1位	Lipton JA, Ship JA, Larach-Robinson D. Estimated prevalence and distribution of reported orofacial pain in the United States. J Am Dent Assoc 1993;124(10):115-121. 米国において報告された口腔顔面痛の推定有病率と分布	21	25	22	22	381	15.24
引用数 2位	Dao TT, LeResche L. Gender differences in pain. J Orofac Pain 2000;14(3):169-184. 疼痛の男女差	15	12	5	10	225	12.5
引用数 3位	Schiffman E, Ohrbach R, Truelove E, Look J, Anderson G, Goulet JP, List T, Svensson P, Gonzalez Y, Lobbezoo F, Michelotti A, Brooks SL, Ceusters W, Drangsholt M, Ettlin D, Gaul C, Goldberg LJ, Haythornthwaite JA, Hollender L, Jensen R, John MT, De Laat A, de Leeuw R, Maixner W, van der Meulen M, Murray GM, Nixdorf DR, Palla S, Petersson A, Pionchon P, Smith B, Visscher CM, Zakrzewska J, Dworkin SF; International RDC/TMD Consortium Network, International association for Dental Research; Orofacial Pain Special Interest Group, International Association for the Study of Pain. Diagnostic Criteria for Temporomandibular Disorders (DC/TMD) for Clinical and Research Applications: Recommendations of the International RDC/TMD Consortium Network and Orofacial Pain Special Interest Group. J Oral Facial Pain Headache 2014;28(1):6-27. 臨床および研究のための顎関節症の診断基準（DC/TMD）：国際RDC/TMDコンソーシアムネットワークおよび国際疼痛学会口腔顔面痛グループの推奨事項	0	13	61	96	200	50
引用数 4位	Scala A, Checchi L, Montevecchi M, Marini I, Giamberardino MA. Update on burning mouth syndrome: Overview and patient management. Crit Rev Oral Biol Med 2003;14(4):275-291. 口腔内灼熱症候群の最新知見：その概要と患者管理	22	9	18	19	191	12.73
引用数 5位	Magnusson T, Egermark I, Carlsson GE. A longitudinal epidemiologic study of signs and symptoms of temporomandibular disorders from 15 to 35 years of age. J Orofac Pain 2000;14(4):310-319. 15歳から35歳までの顎関節症の徴候と症状の長期的疫学調査	13	9	13	9	141	7.83
引用数 6位	McNeill C. Management of temporomandibular disorders: Concepts and controversies. J Prosthet Dent 1997;77(5):510-522. 顎関節症の管理：概念と論議	9	10	6	9	121	5.76
引用数 7位	Magnusson T, Egermarki I, Carlsson GE. A prospective investigation over two decades on signs and symptoms of temporomandibular disorders and associated variables. A final summary. Acta Odontol Scand 2005;63(2):99-109. 顎関節症の徴候と症状、関連因子に関する20年間の前向き調査：最終総括	9	8	10	9	99	7.62

開業医のための口腔外科 重要キーワード12（関連性の高い論文和訳）

トムソン・ロイターが選んだベスト**20**論文

順位	タイトル・和訳	2013年	2014年	2015年	2016年	合計引用数	平均引用数（1年ごと）
引用数 8位	Greene CS. The etiology of temporomandibular disorders: Implications for treatment. J Orofac Pain 2001;15(2):93-105. 顎関節症の病因論：治療上の意義	10	8	9	7	96	5.65
引用数 9位	John MT, LeResche L, Koepsell TD, Hujoel P, Miglioretti DL, Micheelis W. Oral health-related quality of life in Germany. Eur J Oral Sci 2003;111(6):483-491. ドイツにおける口腔保健関連QOL	7	8	5	10	94	6.27
引用数 10位	Yap AU, Tan KB, Chua EK, Tan HH. Depression and somatization in patients with temporomandibular disorders. J Prosthet Dent 2002;88(5):479-484. 顎関節症患者におけるうつ病と身体化	3	4	8	9	94	5.88
引用数 11位	John MT, Hujoel P, Miglioretti DL, LeResche L, Koepsell TD, Micheelis W. Dimensions of oral-health-related quality of life. J Dent Res 2004;83(12):956-960. 口腔保健関連QOLの尺度	10	5	6	7	91	6.5
引用数 12位	Auerbach SM, Laskin DM, Frantsve LM, Orr T. Depression, pain, exposure to stressful life events, and long-term outcomes in temporomandibular disorder patients. J Oral Maxillofac Surg 2001;59(6):628-633. 顎関節症患者におけるうつ病、疼痛、ストレスフルなライフイベントへの曝露と長期の転帰	3	10	6	10	88	5.18
引用数 13位	List T, Axelsson S. Management of TMD: Evidence from systematic reviews and meta-analyses. J Oral Rehabil 2010;37(6):430-451. TMDの管理：システマティックレビューおよびメタアナリシスによる科学的根拠	17	9	17	12	86	10.75
引用数 14位	Svensson P, Jadidi F, Arima T, Baad-Hansen L, Sessle BJ. Relationships between craniofacial pain and bruxism. J Oral Rehabil 2008;35(7):524-547. 頭蓋顔面痛とブラキシズムとの関連性	13	16	12	7	85	8.5

トムソン・ロイターが選んだベスト**20**論文

	タイトル・和訳	2013年	2014年	2015年	2016年	合計引用数	平均引用数（1年ごと）
引用数 **15**位	Woda A, Pionchon P. A unified concept of idiopathic orofacial pain: Clinical features. J Orofac Pain 1999;13(3):172-184. 特発性口腔顔面痛の統一された概念：臨床的特徴	5	4	9	2	80	4.21
引用数 **16**位	Diogenes A, Akopian AN, Hargreaves KM. NGF up-regulates TRPA 1 : Implications for orofacial pain. J Dent Res 2007;86(6):550-555. **NGF は TRPA 1 を活性化する：口腔顔面痛への関連**	5	8	9	5	79	7.18
引用数 **17**位	Woda A, Pionchon P. A unified concept of idiopathic orofacial pain: Pathophysiologic features. J Orofac Pain 2000;14(3):196-212. 特発性口腔顔面痛の統一された概念：病態生理学的特徴	1	0	5	0	72	4
引用数 **18**位	List T, Axelsson S, Leijon G. Pharmacologic interventions in the treatment of temporomandibular disorders, atypical facial pain, and burning mouth syndrome. A qualitative systematic review. J Orofac Pain 2003;17(4):301-310. 顎関節症、非定型顔面痛、および口腔内灼熱症候群の治療における薬物介入. 定性的システマティックレビュー	10	5	5	5	71	4.73
引用数 **19**位	Murray GM, Peck CC. Orofacial pain and jaw muscle activity: A new model. J Orofac Pain 2007;21(4):263-278. 口腔顔面痛と下顎筋群の活動：新しいモデル	11	9	11	6	68	6.18
引用数 **20**位	Carlson CR, Bertrand PM, Ehrlich AD, Maxwell AW, Burton RG. Physical self-regulation training for the management of temporomandibular disorders. J Orofac Pain 2001;15(1):47-55. 顎関節症の管理のための身体的自己調節訓練	9	12	4	2	68	4

Diagnostic Criteria for Temporomandibular Disorders (DC/TMD) for Clinical and Research Applications: Recommendations of the International RDC/TMD Consortium Network and Orofacial Pain Special Interest Group.

臨床および研究のための顎関節症の診断基準（DC / TMD）：国際 RDC / TMD コンソーシアムネットワークおよび国際疼痛学会口腔顔面痛グループの推奨事項

Schiffman E, Ohrbach R, Truelove E, Look J, Anderson G, Goulet JP, List T, Svensson P, Gonzalez Y, Lobbezoo F, Michelotti A, Brooks SL, Ceusters W, Drangsholt M, Ettlin D, Gaul C, Goldberg LJ, Haythornthwaite JA, Hollender L, Jensen R, John MT, De Laat A, de Leeuw R, Maixner W, van der Meulen M, Murray GM, Nixdorf DR, Palla S, Petersson A, Pionchon P, Smith B, Visscher CM, Zakrzewska J, Dworkin SF; International RDC/TMD Consortium Network, International association for Dental Research; Orofacial Pain Special Interest Group, International Association for the Study of Pain.

目的：原版の「顎関節症の研究用診断基準（RDC / TMD）」Ⅰ軸（身体的評価）診断アルゴリズムは信頼性が高いことが示されていた。しかしながら、妥当性検証プロジェクトでは、RDC / TMD Ⅰ軸の妥当性は感度0.70以上かつ特異度0.95以上という目標値に達していないことが判明した。このため、Ⅰ軸診断アルゴリズムを改定することとなり、もっとも頻度の高い疼痛関連顎関節症と一種類の関節内障害に対しては妥当性が示された。一方、原版の RDC / TMD Ⅱ軸（心理社会的評価）インスツルメントに関しては、信頼性と妥当性の両方が論証された。これらの知見と改訂を受けて二度の国際コンセンサスワークショップが開催され、新しいⅠ軸診断アルゴリズムとⅡ軸インスツルメントが決定した。

方法：一連のワークショップおよびシンポジウムを通して、臨床および基礎疼痛科学領域の有識者が既存の TMD 診断に関する文献の網羅的検索を行い、正式に構造化されたプロトコルに基づく文献レビューとコンセンサス形成を経て、改訂 RDC / TMD のⅠ軸アルゴリズムを修正した。さらに、妥当性検討プロジェクトのデータセットを使用して妥当性を評価し、このプロジェクトのフォローアップ調査として進行中の TMJ インパクトプロジェクトから新たにデータを収集して信頼性を評価した。新しいⅡ軸インスツルメントは、妥当性のあるインスツルメントが記載されている文献を網羅的に検索して、RDC / TMD に比べて短く、著作権がなく自由に利用可能であり、現在医療現場で使用されているものの中から選定された。

結果：今回新たに推奨される「顎関節症の診断基準（DC / TMD）」のⅠ軸プロトコルには、「疼痛関連顎関節症を検出するための妥当性のあるスクリーニングインスツルメント」、および、「もっとも頻度の高い疼痛関連顎関節症（感度0.86以上、特異性0.98以上）と関節内障害のうちの一つ（感度0.80以上、特異度0.97以上）とを鑑別するための妥当性のある診断基準」が採用されている。その他の「頻度の高い関節内障害」の診断基準に関しては、臨床診断に用いるには妥当性を欠くが、スクリーニング目的での使用は可能である。また、妥当性の検証を終えた DC / TMD の診断基準を用いて疼痛関連顎関節症を臨床評価したところ、診察者間の信頼性はきわめて良好であった（κ係数0.85以上）。最後に、頻度の高い顎関節症と低い顎関節症の両方を含む総合的な分類システムも掲載されている。Ⅱ軸プロトコルに関しては、元となった RDC / TMD から選び抜かれたスクリーニングインスツルメントに加えて、顎機能、行動学的因子、および心理社会的因子に関する追加分を評価するための新しいインスツルメントを増強した。Ⅱ軸プロトコルは、スクリーニング用と精査用の2つの自記式インスツルメントセットで構成されている。スクリーニング用インスツルメントには41の質問があり、疼痛強度、疼痛関連障害、心理的苦痛、顎機能の制限、パラファンクションを評価し、疼痛部位を評価するために「痛みの描記（PAIN DRAWING）」も使用される。81の質問で構成された精査用インスツルメントでは、顎機能の制限、心理的苦痛とともに、不安の構成概念や併存疼痛の存在についてさらに詳細に評価する。

結論：今回新たに推奨される DC / TMD プロトコルは、科学的根拠に基づいており、臨床および研究の両面での使用に適している。Ⅰ軸およびⅡ軸評価のための簡便なスクリーニングインスツルメントに加え、これを補強するためのより詳細な精査用インスツルメントも用意されている。これらの妥当性が検証されたインスツルメントを用いることによって、単純な状態から複雑な状態までの一連の顎関節症患者の同定が可能となる。

(J Oral Facial Pain Headache 2014;28(1):6-27.)

AIMS: The original Research Diagnostic Criteria for Temporomandibular Disorders (RDC/TMD) Axis I diagnostic algorithms have been demonstrated to be reliable. However, the Validation Project determined that the RDC/TMD Axis I validity was below the target sensitivity of ≥ 0.70 and specificity of ≥ 0.95. Consequently, these empirical results supported the development of revised RDC/TMD Axis I diagnostic algorithms that were subsequently demonstrated to be valid for the most common pain-related TMD and for one temporomandibular joint (TMJ) intra-articular disorder. The original RDC/TMD Axis II instruments were shown to be both reliable and valid. Working from these findings and revisions, two international consensus workshops were convened, from which recommendations were obtained for the finalization of new Axis I diagnostic algorithms and new Axis II instruments. METHODS: Through a series of workshops and symposia, a panel of clinical and basic science pain experts modified the revised RDC/TMD Axis I algorithms by using comprehensive searches of published TMD diagnostic literature followed by review and consensus via a formal structured process. The panel's recommendations for further revision of the Axis I diagnostic algorithms were assessed for validity by using the Validation Project's data set, and for reliability by using newly collected data from the ongoing TMJ Impact Project-the follow-up study to the Validation Project. New Axis II instruments were identified through a comprehensive search of the literature providing valid instruments that, relative to the RDC/TMD, are shorter in length, are available in the public domain, and currently are being used in medical settings. RESULTS: The newly recommended Diagnostic Criteria for TMD (DC/TMD) Axis I protocol includes both a valid screener for detecting any pain-related TMD as well as valid diagnostic criteria for differentiating the most common pain-related TMD (sensitivity ≥ 0.86, specificity ≥ 0.98) and for one intra-articular disorder (sensitivity of 0.80 and specificity of 0.97). Diagnostic criteria for other common intra-articular disorders lack adequate validity for clinical diagnoses but can be used for screening purposes. Inter-examiner reliability for the clinical assessment associated with the validated DC/TMD criteria for pain-related TMD is excellent (kappa ≥ 0.85). Finally, a comprehensive classification system that includes both the common and less common TMD is also presented. The Axis II protocol retains selected original RDC/TMD screening instruments augmented with new instruments to assess jaw function as well as behavioral and additional psychosocial factors. The Axis II protocol is divided into screening and comprehensive self report instrument sets. The screening instruments' 41 questions assess pain intensity, pain-related disability, psychological distress, jaw functional limitations, and parafunctional behaviors, and a pain drawing is used to assess locations of pain. The comprehensive instruments, composed of 81 questions, assess in further detail jaw functional limitations and psychological distress as well as additional constructs of anxiety and presence of comorbid pain conditions. CONCLUSION: The recommended evidence-based new DC/TMD protocol is appropriate for use in both clinical and research settings. More comprehensive instruments augment short and simple screening instruments for Axis I and Axis II. These validated instruments allow for identification of patients with a range of simple to complex TMD presentations.

Orofacial pain

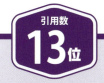

Management of TMD:
Evidence from systematic reviews and meta-analyses.

TMDの管理：システマティックレビューおよび
メタアナリシスによる科学的根拠

List T, Axelsson S.

　本システマティックレビュー（以下 SR）は、顎関節症（以下 TMD）の管理における最近の科学的根拠（エビデンス）をまとめ、論文化された SR の方法論的な質を評価する。1987年から2009年9月まで、PubMed、Cochrane Library、Bandolier データベースで系統的な文献検索を実施した。2名の研究者が、Assessment of Multiple Systematic Reviews（AMSTAR）と Level of Research Design scoring（LRD）の2つの評価方法を用いて、選定された各 SR の方法論的な質を評価した。38件の SR が選択基準を満たし、30件が分析された。その内訳は定性的 SR が23件でメタアナリシスが7件であった。10件の SR がオクルーザルスプリント、咬合調整またはブラキシズムに関連しており、その他8件が理学療法、7件が薬物療法、4件が TMJ および顎顔面外科手術、6件が行動療法と集学的治療に関するものであった。AMSTAR スコアの中央値は6（範囲 2～11）で、ランダム化比較臨床試験（以下 RCT）に基づいた SR が18件、症例対照研究が3件、RCT と症例集積研究が混在したものが9件であった。多くの SR が疼痛と臨床的尺度を主要評価項目としている一方で、心理的状態、日常活動、QOL について報告している SR はほとんどみられなかった。TMD の疼痛緩和に有効な科学的根拠としては、オクルーザルスプリント、鍼灸、行動療法、顎運動、姿勢訓練、および薬物療法の一部が挙げられた。また、電気生理学的療法や手術の効果に関する科学的根拠は不十分で、咬合調整は効果がないとされた。主要研究間の方法論にかなりのバリエーションがあるため、確定的な結論は得られておらず、このことがレビューされた SR のほとんどに共通する「研究の限界」の一つに挙げられた。

（J Oral Rehabil 2010;37(6):430-451.）

This systematic review (SR) synthesises recent evidence and assesses the methodological quality of published SRs in the management of temporomandibular disorders (TMD). A systematic literature search was conducted in the PubMed, Cochrane Library, and Bandolier databases for 1987 to September 2009. Two investigators evaluated the methodological quality of each identified SR using two measurement tools: the assessment of multiple systematic reviews (AMSTAR) and level of research design scoring. Thirty-eight SRs met inclusion criteria and 30 were analysed: 23 qualitative SRs and seven meta-analyses. Ten SRs were related to occlusal appliances, occlusal adjustment or bruxism; eight to physical therapy; seven to pharmacologic treatment; four to TMJ and maxillofacial surgery; and six to behavioural therapy and multimodal treatment. The median AMSTAR score was 6 (range 2-11). Eighteen of the SRs were based on randomised clinical trials (RCTs), three were based on case-control studies, and nine were a mix of RCTs and case series. Most SRs had pain and clinical measures as primary outcome variables, while few SRs reported psychological status, daily activities, or quality of life. There is some evidence that the following can be effective in alleviating TMD pain: occlusal appliances, acupuncture, behavioural therapy, jaw exercises, postural training, and some pharmacological treatments. Evidence for the effect of electrophysical modalities and surgery is insufficient, and occlusal adjustment seems to have no effect. One limitation of most of the reviewed SRs was that the considerable variation in methodology between the primary studies made definitive conclusions impossible.

A unified concept of idiopathic orofacial pain: Clinical features.

特発性口腔顔面痛の統一された概念：臨床的特徴

Woda A, Pionchon P.

　本論文では、MEDLINEで索引化された論文を検索することにより、非定型顔面痛、口腔痛、非定型歯痛、咀嚼筋および顎関節（以下TMJ）障害の主な特徴を比較する。これらの専門用語は分類が困難で不確実であるため、これまで数多くの議論の主題になってきたと考えられる。疫学的研究によれば、特発性口腔顔面痛はすべてのタイプにおいて明らかに女性が多いことが示されている。また、咀嚼筋・TMJ障害と他の病態との間には最好発年齢の相違がみられる。臨床的にはいくつかの共通した症状を認め、疼痛は口腔や口腔周囲、または顔面に生じ、神経経路には従わない。期間的には直近の4〜6ヵ月間に症状がみられるか、あるいは数ヵ月〜数年の期間にわたって同様の症状が周期的に繰り返されている。疼痛は持続的であり、大発作的な症状は認めず、一日中継続する場合もあれば一部の時間帯だけのこともある。また、一般的に睡眠中には生じない。臨床検査や画像検査、検体検査では、疼痛に関する明らかな器質的要因を認めず、しばしば特定の心理的要因や人格特性、ライフイベントが存在する。これら共通の特性に基づいて、統一された概念が提案される。これらの病態はそれぞれ特発性口腔顔面痛のカテゴリーに属し、顎、頬粘膜、歯、咀嚼筋、TMJのいずれかの症状として発現する。

（J Orofac Pain 1999;13(3):172-184.）

The main features of atypical facial pain, stomatodynia, atypical odontalgia, and masticatory muscle and temporomandibular joint (TMJ) disorders are compared in this article, which included a search of articles indexed in MEDLINE. The fact that their terminology has been the subject of many debates can be considered a consequence of taxonomic difficulties and uncertainties. Epidemiologic studies indicate marked female predominance for all types of idiopathic orofacial pain. There is also a difference in the age of maximal prevalence between masticatory muscle and TMJ disorders and the other entities. The clinical presentations display several symptoms in common. Pain is oral, perioral, or facial and does not follow a nervous pathway. It has been present for the last 4 to 6 months or has returned periodically in the same form over a period of several months or years. The pain is continuous, has no major paroxysmal character, and is present throughout all or part of the day. It is generally absent during sleep. Clinical, radiographic, or laboratory examination does not reveal any obvious organic cause of pain. There is also a frequent presence of certain psychologic factors, personality traits, or life events. Based on these shared characteristics, a unified concept is proposed. Each of these entities belongs to a group of idiopathic orofacial pain and could be expressed in either the jaws, the buccal mucosa, the teeth, the masticatory muscles, or the TMJ.

Orofacial pain

Pharmacologic interventions in the treatment of temporomandibular disorders, atypical facial pain, and burning mouth syndrome. A qualitative systematic review.

顎関節症、非定型顔面痛、および口腔内灼熱症候群の治療における薬物介入. 定性的システマティックレビュー

List T, Axelsson S, Leijon G.

目的：慢性顎関節症（以下 TMD）、（関節リウマチ（以下 RA）によるものも含む）、非定型顔面痛（以下 AFP）および口腔内灼熱症候群（以下 BMS）の治療における薬物介入の疼痛緩和効果および安全性を評価するために文献のシステマティックレビューを行った。

方法：研究デザインはランダム比較臨床試験（以下 RCT）に基づくものを選択した。選択基準は、TMD、顎関節（以下 TMJ）の RA、AFP、BMS のいずれかに罹患し、かつ3ヵ月以上の疼痛期間を有する成人患者（18歳以上）とした。対象文献データベースとしては、Medline、Cochrane Library、Embase、Psych Litt を用いた。

結果：全368名の患者を対象とした11件の研究が選択基準を満たした。TMD 患者に関する研究が 4 件、AFP が 2 件、BMS が 1 件、TMJ の RA が 1 件、TMD と AFP の患者の混合群が 3 件であった。混合群の 3 件のうちアミトリプチリンは 1 件の研究で有効であり、ベンゾジアゼピンは 2 件の研究で有効であった。ただし、ベンゾジアゼピン研究のうち 1 件は、イブプロフェンが同時投与されたときのみ効果改善を認めていた。ある研究では、グルココルチコイドの関節腔内注射が TMJ の RA による疼痛を緩和することが示された。また、別の 1 件の研究では、パラセタモール（＝アセトアミノフェン）、コデイン、ドキシラミンの併用が TMD の疼痛を軽減するのに有効であった。なお、BMS に対する有効な薬物治療は見出されず、今回の11件の研究では軽微な副作用しか報告されなかった。

結論：TMD、AFP、BMS に対する鎮痛薬の一般的な使用については、科学的証拠による支持が得られていない。今後、TMD、AFP および BMS においてどの薬剤介入が有効であるかを決定するためには、より大規模な RCT が必要である。

（J Orofac Pain 2003;17(4):301-310.）

AIMS:To carry out a systematic review of the literature in order to assess the pain-relieving effect and safety of pharmacologic interventions in the treatment of chronic temporomandibular disorders (TMD), including rheumatoid arthritis (RA), as well as atypical facial pain (AFP), and burning mouth syndrome (BMS).
METHODS:Study selection was based on randomized clinical trials (RCTs). Inclusion criteria included studies on adult patients (> or = 18 years) with TMD, RA of the temporomandibular joint (TMJ), AFP, or BMS and a pain duration of > 3 months. Data sources included Medline, Cochrane Library, Embase, and Psych Litt.
RESULTS:Eleven studies with a total of 368 patients met the inclusion criteria. Four trials were on TMD patients, 2 on AFP, 1 on BMS, 1 on RA of the TMJ, and 3 on mixed groups of patients with TMD and AFP. Of the latter, amitriptyline was effective in 1 study and benzodiazepine in 2 studies; the effect in 1 of the benzodiazepine studies was improved when ibuprofen was also given. One study showed that intra-articular injection with glucocorticoid relieved the pain of RA of the TMJ. In 1 study, a combination of paracetamol, codeine, and doxylamine was effective in reducing TMD pain. No effective pharmacologic treatment was found for BMS. Only minor adverse effects were reported in the studies.
CONCLUSION:The common use of analgesics in TMD, AFP, and BMS is not supported by scientific evidence. More large RCTs are needed to determine which pharmacologic interventions are effective in TMD, AFP, and BMS.

口腔内灼熱症候群の最新知見：
その概要と患者管理

　口腔内灼熱症候群（以下BMS）は、主としてホルモンの変化や心理的疾患を有する中年女性に発症する慢性疼痛症候群である。本症はおそらく多因子性の疾患で、しばしば特発性であり、その病因のほとんどはいまだに不明である。本稿では、BMSのいくつかの側面を検討し、最新の知見を更新したうえで患者管理のためのガイドラインを提示したい。BMSの診断と分類についてはコンセンサスが得られていない。病因はとても複雑で、おそらく多くの患者において局所的、全身的、あるいは心因的要因が相互に関与していると推定されている。一部の患者においては、最近、BMSと末梢神経障害、またはドーパミン作動系障害との間に、これまでのBMSにおける神経障害的背景を裏付けるような新たな興味深い関連があることが明らかになってきている。これら最近のデータに基づいて、われわれは患者管理に対するより体系的なアプローチを可能にするため、「一次性」（特発性）および「二次性」（同定された増悪因子から生じる＝続発性）BMSという概念を導入した。後者の鑑別診断は、初めに他の口腔顔面の慢性疼痛、あるいは粘膜病変と疼痛を伴う口腔疾患の両方を排除することが基本となる。しかし、感染症のように重篤で重複した口腔粘膜病変が生じた場合、診断が困難（＝「複雑なBMS」）となる可能性がある。BMS治療は依然として満足できるものではなく、決定的な治癒はない。このため、より良くコントロールされた状態にするためには、多分野からのアプローチを必要とする。BMS患者に対しては、症状発現期間中の定期的なフォローアップと、疼痛の心因性因子を緩和するための心理的支援を提供することが重要である。BMSと全身的疾患との関連を確認すること、および神経損傷の可能性を含めた病態メカニズムの可能性を調査するための多くの研究が必要である。そして、この目標を達成するには、BMSに関する統一した定義とその分類のための厳格な基準が必須である。

(Scala A, et al. Crit Rev Oral Biol Med 2003;14(4):275-291.)

顎関節症の徴候と症状、関連因子に関する
20年間の前向き調査：最終総括

　今回の顎関節症（以下TMD）に関する長期調査の目的は、20年間にわたるTMDの症状や徴候の保有率を示すことと、その他の調査因子とそれら因子間の相関を確認することである。当初は無作為に選択された7歳、11歳、15歳の402名に対して、臨床診査とアンケート調査を行った。それから4〜5年後、10年後、20年後に同様の診査を3回繰り返して行った。ほとんどが軽度であったものの、TMDの徴候や症状は小児期にはすでに生じていた。それらの症状は青年期まで増悪し、その後は一定となっていた。重度の疼痛や機能障害にまで進行することはまれであり、より著明であった症状が自然に回復することもまれであった。これまでに報告されたブラキシズムとTMD症状との間には有意な相関がみられ、試験開始時に認められた歯ぎしりは、20年間に及ぶ調査期間を通してTMD治療の予測因子であった。咬合因子は、TMDの徴候や症状と軽度に関連していただけであった。しかし、最後方接触位（以下RCP）と咬頭嵌合位（以下ICP）間で側方力がかかる咬合や片側性交叉咬合は、TMDを引き起こす可能性のある局所的危険因子としてさらに検討する必要がある。結論として、今回のスウェーデン人を対象とした標本においては、小児から成人まで追跡を行った20年間で、TMDの徴候や症状に大きな変動が観察された。すべての調査においてTMDの治療の要望は低かったが、治療が必要と推定されるものは多かった。また、何らかの歯科矯正治療を受けた被験者のうち1/3では、後にTMDを発症するリスクが高くならなかった。

(Magnusson T, et al. Acta Odontol Scand 2005;63(2):99-109.)

Orofacial pain

顎関節症の病因論：治療上の意義

引用数 8位

　本論文では、初めに顎関節症（以下TMD）分野における病因論的考察の歴史をレビューする。本レビューからは、古い力学的な病因論の概念に誤りがあるだけでなく、もっとも一般的な現在の2つの概念（生物心理社会的および多因子性）にも重大な欠陥があると考えられる。したがって、個々のTMD患者のレベルで実際に把握できているもののほとんどは、特発性の状態であると思われる。われわれは単にそれを知らないか、十分に測定できていないか、あるいは、なぜそれぞれの患者がTMDに罹患しているのかを正確に特定できていないのである。加えてわれわれは、病気になる人とならない人を最終的に決定する宿主抵抗因子についても理解していない。したがって、これらの問題すべてを適切に議論するために、意味論的にも知的にも、「なぜ」の問題（病因論）は、「どのように」の問題（病態生理学）と区別されるべきである。しかし、現在われわれがTMD患者の病因を正確に特定できないからといって、これらの患者に適切な（そしてしばしば成功する）治療を提供することができないわけではない。現在、医師や歯科医師は、病因論に関して不完全で欠陥のある治療法によって多くの患者の健康状態を維持しているが、治療成果に関する経験的データを入手できれば、ある程度適切な治療が可能である。幸いにも、TMD治療の分野では多数の比較研究が行われており、治療失敗時の対処法のみならず、初期治療の選択に必要な根拠も提供されている。病因論の完全な理解がなくとも、われわれは従来の保守的で良好な治療を提供することができる。そして、特に病因学的に欠陥のある概念に基づいている場合は、積極的かつ不可逆的な治療を避けるべきである。本論文は、TMDおよび口腔顔面痛の分野における現在の基礎科学研究活動について議論することによって結論を得た。より正確な標的治療につながる特定の対応策が開発されるなど、現在進行中の関節疾患、筋肉痛、慢性疼痛における分子メカニズムや細胞メカニズムの研究は、今後この分野においてもっとも発展する可能性が高いと考える。

（Greene CS. J Orofac Pain 2001;15(2):93-105.）

顎関節症患者におけるうつ病、疼痛、ストレスフルなライフイベントへの曝露と長期の転帰

目的：本研究では、顎関節症（以下TMD）における心理的要因の役割について検討した。口腔顔面痛患者において、治療前のうつ病のレベル、疼痛に起因する機能障害の程度、ストレスフルなライフイベントへの曝露について測定し、顎関節疾患（以下TMJ）患者と筋肉由来の疼痛（以下MPD）患者におけるこれらの変数の相違を評価した。また、治療前の変数と患者の診断ステータス（※注：MPD vs. TMJ）が、これら測定患者のサブサンプル（※注：追跡調査群）における治療効果予測に対して有益であるかについても評価した。

患者と方法：治療前の258名の患者に、ベックうつ病調査票（以下BDI）、疼痛障害指数（以下PDI）、社会再適応評価スケール（以下SRRS）の検査を実施した。治療終了後、個々によってさまざまな間隔で連絡を取った48名の患者について、疼痛による障害の程度、現在のうつ病と疼痛のレベル、治療に対する満足度に関する追跡データを取得した。

結果：治療開始時に得られたBDIスコアは有意に上昇し、SRRSおよびPDIスコアと正の相関があった。MPD患者は、TMJ患者よりも高いSRRS、BDI、PDIスコアを有し、疼痛による障害の程度における2群の差は、対人ストレスの原因となりやすい領域（※注：家族または家庭、レクリエーション、社会活動、職業、性行動）で最大であった。追跡調査患者においては治療後にPDIスコアが低下しており、このうちMPD患者はTMJ患者よりも大幅に低下していた。患者の診断ステータスとは無関係に、治療前PDIスコアは治療後の疼痛レベルの予測因子であり、治療後の満足度とは反比例していた。また、治療前のBDIスコアからは治療後のうつ病のレベルが予測できた。

結論：本研究で得られた知見は、心理的機能障害とTMDとの関連を示した以前の研究と一致しており、疼痛が筋肉由来の場合に心理的要因がより著明な役割を果たすという結論を支持するものである。心理的要因が重大な原因となっているようなTMD患者には成果の期待できる行動的介入が有用である。

（Auerbach SM, et al. J Oral Maxillofac Surg 2001;59(6):628-633.）

開業医のための口腔外科 重要キーワード12

6 Bone regeneration
骨再生

インプラント治療の優位性が示されるにつれ、術者・患者ともに適応症拡大への期待が高まり、従来インプラント治療には適応症とされなかった水平的・垂直的骨量不足に対して、骨量の増大を行う術式が開発された。骨造成には現在、多種多様な術式があり、自家骨移植、他家（同種）骨移植、GBR（Guided Bone Regeneration：骨再生誘導法）、仮骨延長／歯槽骨延長、上顎洞底挙上術などに関する研究・臨床応用が行われている。

（Quint Dental Gate．キーワード「骨造成」．より引用改変）

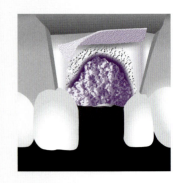

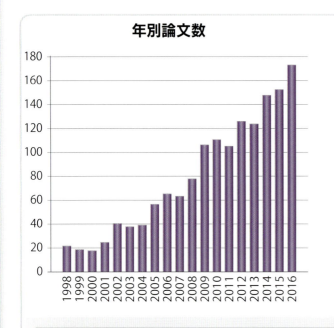

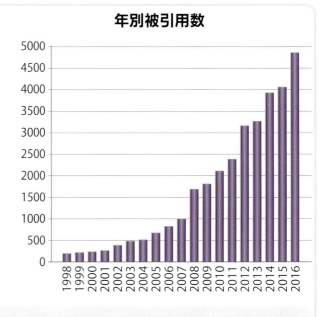

検索キーワード
トピック：(bone graft* AND material)

検索結果 1,635　被引用数の合計 33,521　平均引用数（論文ごと） 20.5

2017年4月現在

6 Bone regeneration

トムソン・ロイターが選んだベスト20論文

順位	タイトル・和訳	2013年	2014年	2015年	2016年	合計引用数	平均引用数（1年ごと）
引用数1位	Jensen OT, Shulman LB, Block MS, Iacono VJ. Report of the Sinus Consensus Conference of 1996. Int J Oral Maxillofac Implants 1998;13 Suppl:11-45. 1996年開催サイナスコンセンサス会議のレポート	25	20	21	31	373	18.65
引用数2位	Aghaloo TL, Moy PK. Which hard tissue augmentation techniques are the most successful in furnishing bony support for implant placement? Int J Oral Maxillofac Implants 2007;22 Suppl:49-70. どの硬組織造成術がインプラント埋入のための骨支持を与えることにもっとも成功したか？	55	53	40	39	350	31.82
引用数3位	Pjetursson BE, Tan WC, Zwahlen M, Lang NP. A systematic review of the success of sinus floor elevation and survival of implants inserted in combination with sinus floor elevation-Part 1 :Lateral approach. J Clin Periodontol 2008;35(8 Suppl):216-240. 上顎洞底挙上術と上顎洞底挙上術を併用したインプラント埋入術の成功についてのシステマティックレビュー- パート1：側方アプローチ	50	48	46	45	295	29.5
引用数4位	Del Fabbro M, Testori T, Francetti L, Weinstein R. Systematic review of survival rates for implants placed in the grafted maxillary sinus. Int J Periodontics Restorative Dent 2004;24(6):565-577. 移植された上顎洞に埋入されたインプラントにおける残存率のシステマティックレビュー	36	39	36	17	293	20.93
引用数5位	Berglundh T, Lindhe J. Healing around implants placed in bone defects treated with Bio-Oss. An experimental study in the dog. Clin Oral Implants Res 1997; 8 (2):117-124. Bio-Ossで治療した骨欠損に埋入されたインプラント周囲の治癒. 犬の実験的研究	13	19	13	18	286	13.62
引用数6位	Zitzmann NU, Naef R, Schärer P. Resorbable versus nonresorbable membranes in combination with Bio-Oss for guided bone regeneration. Int J Oral Maxillofac Implants 1997;12(6):844-852. Bio-Ossを併用した骨再生誘導法における吸収性膜と非吸収性膜の比較	21	22	18	19	281	13.38
引用数7位	Sánchez AR, Sheridan PJ, Kupp LI. Is platelet-rich plasma the perfect enhancement factor? A current review. Int J Oral Maxillofac Implants 2003;18(1):93-103. 多血小板血漿は完全な促進因子か？最新のレビュー	26	20	16	16	254	16.93

トムソン・ロイターが選んだベスト20論文

引用数順位	タイトル・和訳	2013年	2014年	2015年	2016年	合計引用数	平均引用数（1年ごと）
8位	Albrektsson T, Wennerberg A. Oral implant surfaces: Part 2 --review focusing on clinical knowledge of different surfaces. Int J Prosthodont 2004;17(5):544-564. 口腔インプラントの表面：パート2――異なる表面の臨床知識に焦点を当てたレビュー	33	21	18	15	253	18.07
9位	Chiapasco M, Zaniboni M, Boisco M. Augmentation procedures for the rehabilitation of deficient edentulous ridges with oral implants. Clin Oral Implants Res 2006;17 Suppl 2:136-159. 口腔インプラントを用いた不完全無歯顎リハビリテーションのための骨造成術	34	37	27	27	243	20.25
10位	Chiapasco M, Casentini P, Zaniboni M. Bone augmentation procedures in implant dentistry. Int J Oral Maxillofac Implants 2009;24 Suppl:237-259. インプラント歯科における骨造成術	31	57	40	52	241	26.78
11位	Chen ST, Wilson TG Jr, Hämmerle CH. Immediate or early placement of implants following tooth extraction: Review of biologic basis, clinical procedures, and outcomes. Int J Oral Maxillofac Implants 2004;19 Suppl:12-25. 抜歯後の即時もしくは早期インプラント埋入：生物学的基礎、臨床手技、および結果のレビュー	35	29	23	26	225	16.07
12位	Renouard F, Nisand D. Impact of implant length and diameter on survival rates. Clin Oral Implants Res 2006;17 Suppl 2:35-51. インプラント残存率における長さと直径の影響	28	35	28	26	224	18.67
13位	Jensen SS, Terheyden H. Bone augmentation procedures in localized defects in the alveolar ridge: Clinical results with different bone grafts and bone-substitute materials. Int J Oral Maxillofac Implants 2009;24 Suppl:218-236. 歯槽堤の局所的欠損における骨造成術：異なる骨移植と骨代用材の臨床結果	30	42	37	52	213	23.67
14位	Hallman M, Sennerby L, Lundgren S. A clinical and histologic evaluation of implant integration in the posterior maxilla after sinus floor augmentation with autogenous bone, bovine hydroxyapatite, or a 20:80 mixture. Int J Oral Maxillofac Implants 2002;17(5):635-643. 自家骨、ウシ由来のアパタイト、もしくはそれらを20：80で混合したものによる上顎洞底挙上術後の上顎臼歯部におけるインプラントのインテグレーションに関する臨床的および組織学的評価	20	21	16	14	207	12.94

6 Bone regeneration

トムソン・ロイターが選んだベスト20論文

引用数	タイトル・和訳	2013年	2014年	2015年	2016年	合計引用数	平均引用数（1年ごと）
15位	Becker W, Becker BE, Caffesse R. A comparison of demineralized freeze-dried bone and autologous bone to induce bone formation in human extraction sockets. J Periodontol 1994;65(12):1128-1133. ヒト抜歯窩の骨形成を誘発するための凍結脱灰乾燥骨と自家骨との比較	12	14	13	4	201	8.38
16位	Yildirim M, Spiekermann H, Biesterfeld S, Edelhoff D. Maxillary sinus augmentation using xenogenic bone substitute material Bio-Oss in combination with venous blood. A histologic and histomorphometric study in humans. Clin Oral Implants Res 2000;11(3):217-229. 静脈血を併用した異種骨代用材料 Bio-Oss を使用した上顎洞挙上術. ヒトにおける組織学的・組織形態学的研究	12	9	20	9	196	10.89
17位	Buser D, Hoffmann B, Bernard JP, Lussi A, Mettler D, Schenk RK. Evaluation of filling materials in membrane--protected bone defects. A comparative histomorphometric study in the mandible of miniature pigs. Clin Oral Implants Res 1998; 9 (3):137-150. 膜で保護された骨欠損における充填材料の評価. ミニブタの下顎骨における比較組織形態学的研究	12	10	18	9	188	9.4
18位	Esposito M, Grusovin MG, Coulthard P, Worthington HV. The efficacy of various bone augmentation procedures for dental implants: A Cochrane systematic review of randomized controlled clinical trials. Int J Oral Maxillofac Implants 2006;21(5):696-710. デンタルインプラントのためのさまざまな骨造成術の有効性：ランダム化比較臨床試験のコクランシステマティックレビュー	24	20	16	20	177	14.75
19位	Chen ST, Darby IB, Reynolds EC. A prospective clinical study of non-submerged immediate implants: Clinical outcomes and esthetic results. Clin Oral Implants Res 2007;18(5):552-562. 1回法即時インプラントの前向き臨床試験：臨床的成果および審美的結果	23	26	13	29	174	15.82
20位	Boyne PJ, Lilly LC, Marx RE, Moy PK, Nevins M, Spagnoli DB, Triplett RG. De novo bone induction by recombinant human bone morphogenetic protein- 2（rhBMP- 2 ）in maxillary sinus floor augmentation. J Oral Maxillofac Surg 2005;63(12):1693-1707. 上顎洞底造成における組換えヒト骨形成タンパク質 - 2（rhBMP- 2 ）による新たな骨誘導	19	20	25	19	173	13.31

Which hard tissue augmentation techniques are the most successful in furnishing bony support for implant placement?

どの硬組織造成術がインプラント埋入のための骨支持を与えることにもっとも成功したか？

Aghaloo TL, Moy PK.

目的：インプラントを支持するための骨組織の構造基盤を確立するために、さまざまな技術および材料が使用されてきた。このシステマティックレビューの目的は、デンタルインプラントを埋入し長期残存を支持するために必要な歯槽骨を得るもっとも有効な方法を同定することである。

方法：データベースのシステマティックオンラインレビューと、査読制のジャーナルからの関連論文の手動検索が、1980年から2005年の間で実施された。更新および追加は2004年9月から2005年5月まで行われた。硬組織造成術は、上顎洞および歯槽堤の2つの解剖学的部位に分けられた。歯槽堤造成術では、骨再生誘導法（以下 GBR）、オンレー/ベニアグラフト（以下 OVG）、オンレー、ベニア、介在型インレーグラフトの組み合わせ（以下 COG）、仮骨延長術（以下 DO）、歯槽堤分割術（以下 RS）、不連続性欠損に対する遊離もしくは血管柄付自家骨移植（以下 DD）、下顎インターポジショナルグラフト（以下 MI）、およびソケットプリザベーション（以下 SP）を含む異なる外科手技が特定、分類された。すべての識別された論文は、厳格な選択基準を満たすために、2名の独立した審査員によって評価および審査された。選択基準を満たした論文は、データ抽出のためにさらに評価された。最初の検索では、電子データベースとマニュアル検索から合計526の論文が特定された。これらのうち335の論文は、タイトルと要約の調査の後に、その選択基準に合致した。335件の論文から、論文の全文をさらに調査し、抽出と分析に十分なデータを提供した90件の論文が提示された。

結果：上顎洞移植術（SG）では、合計5218本のインプラントが埋入され、追跡期間は12〜102ヵ月であった。インプラントの残存率は、自家および自家/複合移植片に埋入されたインプラントで92％、同種/非自己複合移植片に埋入されたインプラントで93.3％、人工骨および人工骨/異種移植材料に埋入されたインプラントで81％、異種移植材料単独で95.6％であった。歯槽堤造成術においては、総計2,620本のインプラントが埋入され、追跡期間は5〜74ヵ月であった。インプラントの残存率は、GBRで95.5％、OVGで90.4％、DOで94.7％、COGで83.8％であった。DD、RS、SP、およびMIなどの他の手法は、小さい標本サイズと研究期間を通じてのデータの異質性のために解析が困難だった。

結論：上顎洞底挙上術は十分に実証された方法であり、他のシステマティックレビューで報告されているように、長期的な臨床的成功/残存本数（5年より長期）は、使用された移植材料にかかわらず、移植術をともなわずに通常どおりに埋入されたインプラントと比較して同等である。歯槽堤造成術は、GBRを除いて、詳細な記載または長期フォローアップ研究がなされていない。しかし、選択基準を満たした研究は、比較可能と思われ、デンタルインプラントを支持するための良好な結果をもたらしている。歯槽堤造成術は、より技術的および術者経験に左右され、インプラントの残存は、移植骨よりもむしろインプラントを支持する既存骨に依存するだろう。デンタルインプラントの残存を支える骨造成術についての理解を深めるためには、より詳細で長期的な多施設研究が必要である。

(Int J Oral Maxillofac Implants 2007;22 Suppl:49-70.)

PURPOSE: A variety of techniques and materials have been used to establish the structural base of osseous tissue for supporting dental implants. The aim of this systematic review was to identify the most successful technique(s) to provide the necessary alveolar bone to place a dental implant and support long-term survival. METHODS: A systematic online review of a main database and manual search of relevant articles from refereed journals were performed between 1980 and 2005. Updates and additions were made from September 2004 to May 2005. The hard tissue augmentation techniques were separated into 2 anatomic sites, the maxillary sinus and alveolar ridge. Within the alveolar ridge augmentation technique, different surgical approaches were identified and categorized, including guided bone regeneration (GBR), onlay/veneer grafting (OVG), combinations of onlay, veneer, interpositional inlay grafting (COG), distraction osteogenesis (DO), ridge splitting (RS), free and vascularized autografts for discontinuity defects (DD), mandibular interpositional grafting (MI), and socket preservation (SP). All identified articles were evaluated and screened by 2 independent reviewers to meet strict inclusion criteria. Articles meeting the inclusion criteria were further evaluated for data extraction. The initial search identified a total of 526 articles from the electronic database and manual search. Of these, 335 articles met the inclusion criteria after a review of the titles and abstracts. From the 335 articles, further review of the full text of the articles produced 90 articles that provided sufficient data for extraction and analysis.RESULTS: For the maxillary sinus grafting (SG) technique, the results showed a total of 5,128 implants placed, with follow-up times ranging from 12 to 102 months. Implant survival was 92% for implants placed into autogenous and autogenous/composite grafts, 93.3% for implants placed into allogeneic/nonautogenous composite grafts, 81% for implants placed into alloplast and alloplast/xenograft materials, and 95.6% for implants placed into xenograft materials alone. For alveolar ridge augmentation, a total of 2,620 implants were placed, with follow-up ranging from 5 to 74 months. The implant survival rate was 95.5% for GBR, 90.4% for OVG, 94.7% for DO, and 83.8% for COG. Other techniques, such as DD, RS, SP, and MI, were difficult to analyze because of the small sample size and data heterogeneity within and across studies.CONCLUSIONS: The maxillary sinus augmentation procedure has been well documented, and the long-term clinical success/survival (> 5 years) of implants placed, regardless of graft material(s) used, compares favorably to implants placed conventionally, with no grafting procedure, as reported in other systematic reviews. Alveolar ridge augmentation techniques do not have detailed documentation or long-term follow-up studies, with the exception of GBR. However, studies that met the inclusion criteria seemed to be comparable and yielded favorable results in supporting dental implants. The alveolar ridge augmentation procedures may be more technique- and operator-experience-sensitive, and implant survival may be a function of residual bone supporting the dental implant rather than grafted bone. More in-depth, long-term, multicenter studies are required to provide further insight into augmentation procedures to support dental implant survival.

Bone regeneration

Systematic review of survival rates for implants placed in the grafted maxillary sinus.
移植された上顎洞に埋入されたインプラントにおける残存率のシステマティックレビュー

Del Fabbro M, Testori T, Francetti L, Weinstein R.

　1986年から2002年までの論文のシステマティックレビューをもとに、この研究は、移植された上顎洞に埋入した歯根型インプラントの残存率を特定しようとしたものである。二次的な目標は、インプラントの残存率について、移植材料、インプラントの表面性状、および同時埋入対遅延埋入の影響を特定することである。もっとも関連性の高い雑誌の手動検索に加えて、主要な電子データベースの検索が行われた。すべての関連記事は、特定の選択基準に従ってスクリーニングされた。選択された論文は、データ抽出のために調査された。この検索では、インプラント治療に関連した上顎洞骨移植に該当する252の論文が得られた。これらのうち、39が質的データ分析の選択基準に合致していた。そのうち3件だけがランダム化比較試験であった。39の研究におけるインプラント全残存率は91.49％であった。全データは、2,046名の被験者に埋入された6,913のインプラントを含み、追跡期間は12〜75ヵ月であった。インプラントの残存率は、自家骨100％の群で87.70％、自家骨と骨代用材を組み合わせた群で94.88％、骨代用材料のみからなる群で95.98％であった。滑面、および粗面を有するインプラントの残存率は、それぞれ85.64％および95.98％であった。同時および遅延埋入の残存率は、それぞれ92.17％および92.93％であった。インプラントが移植された上顎洞に埋入される場合、粗面を有するインプラントの性能は、滑面を有するインプラントの性能よりもすぐれている。骨代用材料は、単独もしくは自家骨と組み合わせても、自家骨と同じくらい効果的である。今後の有効な知見のためには、単独変数のスプリットマウスデザイン*を使用した研究が必要である。

（Int J Periodontics Restorative Dent 2004;24(6):565-577.）

Based on a systematic review of the literature from 1986 to 2002, this study sought to determine the survival rate of root-form dental implants placed in the grafted maxillary sinus. Secondary goals were to determine the effects of graft material, implant surface characteristics, and simultaneous versus delayed placement on survival rate. A search of the main electronic databases was performed in addition to a hand search of the most relevant journals. All relevant articles were screened according to specific inclusion criteria. Selected papers were reviewed for data extraction. The search yielded 252 articles applicable to sinus grafts associated with implant treatment. Of these, 39 met the inclusion criteria for qualitative data analysis. Only 3 of the articles were randomized controlled trials. The overall implant survival rate for the 39 included studies was 91.49%. The database included 6,913 implants placed in 2,046 subjects with loaded follow-up time ranging from 12 to 75 months. Implant survival was 87.70% with grafts of 100% autogenous bone, 94.88% when combining autogenous bone with various bone substitutes, and 95.98% with bone grafts consisting of bone substitutes alone. The survival rate for implants having smooth and rough surfaces was 85.64% and 95.98%, respectively. Simultaneous and delayed procedures displayed similar survival rates of 92.17% and 92.93%, respectively. When implants are placed in grafted maxillary sinuses, the performance of rough implants is superior to that of smooth implants. Bone-substitute materials are as effective as autogenous bone when used alone or in combination with autogenous bone. Studies using a split-mouth design with one variable are needed to further validate the findings.

*スプリットマウスデザイン：おもに口腔衛生を検査する際に用いられる方法の一つで、同一患者の口腔内で左右側（実験側と対照側）に異なった治療を行って比較する研究デザインを指す。この研究方法の利点は、個人間によって大きく異なる口腔内環境の要素を治療の評価から取り除けることである。しかし、1980年代にはこの研究デザインの欠点が口腔衛生に関する文献で報告されるようになった。そのため、現在ではこの研究の利点と限界、および統計学的留意点、そして臨床実験における使用中の注意点などの再評価が待たれている。
（Quint Dental Gate. キーワード「スプリットマウスデザイン」．より引用）

Healing around implants placed in bone defects treated with Bio-Oss. An experimental study in the dog.

Bio-Oss で治療した骨欠損に埋入されたインプラント周囲の治癒. 犬の実験的研究

Berglundh T, Lindhe J.

本実験の目的は、(ⅰ)ウシ海綿骨ミネラルで満たされた骨欠損の3〜7ヵ月後の治癒を研究すること、および(ⅱ)正常骨もしくはウシ骨ミネラルで満たされた部位へ埋入したインプラント周囲の治癒を比較することである。約1歳のビーグル犬5匹を使用した。ベースライン時に、すべての左右下顎小臼歯の抜歯を行った。骨欠損は、左側下顎領域に設定された。欠損は、天然のウシ海綿骨ミネラル顆粒(Bio-Oss, Geistlich Sons Ltd, Wolhusen, スイス)でただちに満たされた。右側下顎領域では手術は行わなかった。両側において、歯槽堤の完全な被覆が可能になるようにフラップを調節し縫合した。3ヵ月後、イヌ2匹(第Ⅰ群)を安楽死させ、小臼歯部からの生検を行い組織学的分析がなされた。残りの3匹のイヌ(第Ⅱ群)は、この時点(3ヵ月)で両側下顎小臼歯領域にインプラントを埋入した。ITIインプラントシステム(Straumann, Waldenburg, スイス；solid-screw；8×3.3mm)の2本のフィクスチャーを各側に埋入した。試験側のフィクスチャーは、移植された部位に埋入し、対照側のフィクスチャーは、正常に治癒した部位に埋入した。4ヵ月間のプラークコントロールを開始した。この期間の終わりに、プラークおよび軟組織の炎症の評価を含む臨床検査が実施され、インプラント部位のX線写真が撮影された。生検後、1匹のイヌに対し、インプラントおよび周囲の硬・軟組織を含む4つの組織サンプルを採取した。生検材料は、研磨標本または凍結割断法で処理され、組織学的検査で検討された。Bio-Oss顆粒によって占有された硬組織の体積は、3〜7ヵ月の間で減少した。これは、時間が経つにつれて、Bio-Ossが統合され、続いて新たに形成された骨によって置換されることを示す。言い換えれば、この異種移植は、骨伝導性材料の基準を満たす。また、インプラントの埋入から4ヵ月後、試験部位および対照部位のチタン/硬組織境界は、定量的および定性的な両面から、同程度の"オッセオインテグレーション"を示した。

(Clin Oral Implants Res 1997; 8 (2):117-124.)

The aim of the present experiment was to (i) study the healing after 3 and 7 months of bone defects filled with cancellous bovine bone mineral and (ii) compare the healing around implants placed in normal bone and in defects filled with bovine bone mineral. 5 beagle dogs, about 1-year-old, were used. At baseline, extractions of all mandibular left and right premolars were performed. Bone defects were prepared in the left mandibular quadrant. The defect was immediately filled with natural bovine cancellous bone mineral particles (Bio-Oss, Geistlich Sons Ltd. Wolhusen, Switzerland). No resective surgery was performed in the right jaw quadrant. In both quadrants the flaps were adjusted to allow full coverage of the edentulous ridge and sutured. 3 months later, 2 dogs (group I) were euthanized and biopsies from the premolar regions obtained and prepared for histologic analysis. The 3 remaining dogs (group II) were at this time interval (3 months) subjected to implant installation in the premolar region of both the right and left mandibular jaw quadrants. 2 fixtures of the ITI Dental Implant System (Straumann, Waldenburg, Switzerland; solid-screw; 8 x 3.3 mm) were installed in each side. The fixtures in the test side were placed within the previously grafted defect area, while the fixtures in the control side were placed in normally healed extraction sites. A 4 month period of plaque control was initiated. At the end of this period, a clinical examination including assessment of plaque and soft tissue inflammation was performed and radiographs obtained from the implant sites. Biopsies were harvested and 4 tissue samples were yielded per dog, each including the implant and the surrounding soft and hard peri-implant tissues. The biopsies were processed for ground sectioning or "fracture technique" and the sections produced were subjected to histological examination. The volume of the hard tissue that was occupied by clearly identified Bio-Oss particles was reduced between the 3- and 7-month intervals. This indicates that with time, Bio-Oss becomes integrated and subsequently replaced by newly formed bone. In other words, this xenograft fulfils the criteria of an osteoconductive material. It was also observed that 4 months after implant installation, the titanium/hard tissue interface at test and control sites exhibited, from both a quantitative and qualitative aspect, a similar degree of "osseointegration".

Bone regeneration

Augmentation procedures for the rehabilitation of deficient edentulous ridges with oral implants.

口腔インプラントを用いた
不完全無歯顎リハビリテーションのための骨造成術

Chiapasco M, Zaniboni M, Boisco M.

目的： 骨造成術に関連する論文を分析し、歯槽堤再建のための異なる外科手技、および造成領域に埋入されたインプラントの残存/成功率を評価すること。

材料および方法： 少なくとも5名の患者を対象とし、最低6ヵ月間経過観察し英語で出版された臨床試験が含まれた。以下の方法を検討した。1）骨誘導再生法（以下GBR）；2）オンレーグラフト；3）インレーグラフト；4）歯槽堤拡大のための骨スプリッティング術（以下RE）；5）仮骨延長術（以下DO）；6）血行再建弁。造成術の成功率と関連する罹病率および、造成部位に埋入されたインプラントの残存率と成功率を分析した。

結果： インプラント手術の成功率は、GBRでは60%～100%、オンレーグラフトでは92%～100%、歯槽堤拡大術では98%～100%、DOでは96.7%～100%、血行再建では85.7%であった。一方、インプラントの残存率はGBRでは92%～100%、オンレーグラフトでは60%～100%、REでは91%～97.3%、DOでは90.4%～100%、そして血行再建弁では88.2%であった。

結論： 利用可能なデータに基づき、特定の外科手術が、他の手術と比較してより良い結果であることを実証することは困難であることが示された。この調査の主な限界は、論文の方法論における質の乏しさにある。したがって、よりよくデザインされた大規模長期試験が必要である。

(Clin Oral Implants Res 2006;17 Suppl 2 :136-159.)

OBJECTIVES: To analyze publications related to augmentation procedures and to evaluate the success of different surgical techniques for ridge reconstruction and the survival/success rates of implants placed in the augmented areas.
MATERIAL AND METHODS: Clinical investigations published in English involving at least 5 patients and with a minimum follow-up of 6 months were included. The following procedures were considered: a) Guided bone regeneration (GBR); 2) Onlay bone grafts; 3) Inlay grafts; 4) Bone splitting for ridge expansion (RE); 5) Distraction osteogenesis (DO); and 6) Revascularized flaps. Success rates of augmentation procedures and related morbidity, as well as survival and success rates of implants placed in the augmented sites were analyzed.
RESULTS: Success rates of surgical procedures ranged from 60% to 100% for GBR, from 92% to 100% for onlay bone grafts, from 98% to 100% for ridge expansion techniques, from 96,7% to 100% for DO, and was 87.5% for revascularized flaps, whereas survival rates of implants ranged from 92% to 100% for GBR, from 60% to 100% for onlay bone grafts, from 91% to 97.3% for RE, from 90.4% to 100% for DO, and, finally, was 88.2% for revascularized flaps.
CONCLUSION: On the basis of available data it was shown that it was difficult to demonstrate that a particular surgical procedure offered better outcome as compared to another. The main limit encountered in this review has been the overall poor methodological quality of the published articles. Therefore larger well-designed long term trials are needed.

歯槽堤の局所的欠損における骨造成術：異なる骨移植と骨代用材の臨床結果

目的： このレビューの目的は、局所的な歯槽堤欠損に対する異なる骨移植プロトコールの有効性を評価することである。

材料および方法： 専門家の意見を除いたすべてのレベルの臨床的エビデンスを特定するために、MEDLINE 検索と選択されたジャーナルの追加手検索を行った。英語で記載され、インプラントの負荷後少なくとも12ヵ月の経過観察期間を有する10名以上の患者を含む論文が、このレビューの対象となった。結果は欠損型により分類された：(1)裂開型および穿孔型の欠損、(2)水平的歯槽堤造成、(3)垂直的歯槽堤造成、(4)側方アプローチもしくは歯槽堤アプローチを使用した上顎洞底挙上術。本レビューは、(1)個々の骨移植プロトコールの結果、(2)造成された骨に埋入されたインプラントの残存率に焦点を当て行われた。

結果および結論： 2,006の要約に基づいて424の論文が評価され、そのうちの108論文が含まれた。11の試験は、ランダム化対照試験であった。大多数は、限られた数の患者および短い観察期間の、前向きまたは後ろ向きの研究であった。利用可能なデータの多様性により、骨欠損型によるすぐれた骨移植プロトコールは特定し得なかった。しかし、骨移植材料に関する一連の報告は、このレビューに基づく異なる適応症について十分に述べられていると考える。造成された骨に埋入されたインプラントの残存率は、元の骨に埋入されたインプラントの残存率に匹敵するという高いレベルのエビデンス（レベルA〜B）がある。

(Jensen SS, et al. Int J Oral Maxillofac Implants 2009;24 Suppl:218-236.)

自家骨、ウシ由来のアパタイト、もしくはそれらを20：80で混合したものによる上顎洞底挙上術後の上顎臼歯部におけるインプラントのインテグレーションに関する臨床的および組織学的評価

目的： この研究は、上顎洞挙上術に使用される種々の移植材料におけるチタンインプラントのインテグレーションを臨床的および組織学的に評価するためにデザインされた。

材料および方法： 合計21名の患者および36側の上顎洞が(1)下顎枝から採取された自家骨(2)ウシ由来アパタイト（以下 BH）とメンブレンでの被覆(3) BHと自家骨を80/20の割合で混合したもので造成された。6〜9ヵ月間の治癒期間後に、組織分析用のマイクロインプラントと補綴治療用の通常のインプラントが埋入された。6ヵ月後の治癒期間の後、アバットメント接続時に、組織学的および形態計測解析のためにマイクロインプラントは回収された。通常のインプラントの評価は、負荷1年後に臨床的に評価された。

結果： 骨-インプラント接触の平均値は、自家骨、自家骨20% /BH 80%、およびBH100%において、それぞれ、34.6±9.5%、54.3±33.1%、および31.6±19.1%であった。骨面積に関しては、37.7±31.3%、39.9±8%、41.7±26.6%であった。BHの面積は、自家骨20% / BH80%およびBH100%についてそれぞれ12.3±8.5%および11.8±3.6%であった。いずれの群間でも、個々のパラメーターにおける統計学的有意差はなかった。負荷1年後の、自家骨移植群に埋入された33本のインプラントのうち6個、BH/自家骨混合移植群に埋入された35本のインプラントのうち2本、BHに埋入された43本のインプラントのうち2本が脱落した。いずれの群においても統計的に有意差はなかった。

考察： 組織形態計測では3群間に差はなく、自家骨は、上顎洞底挙上術に使用する際に、80%もしくは100%のウシ由来アパタイトに置換可能であることが示唆された。自家骨の追加効果は不明ではあるが、治癒時間を短縮させるかもしれない。

結論： この臨床的および組織学的研究の結果により、自家骨、BH、もしくはそれらの混合物を使用した上顎洞底挙上術およびインプラントの遅延埋入術は、短期的に同等の結果が期待できることが示された。

(Hallman M, et al. Int J Oral Maxillofac Implants 2002;17(5):635-643.)

Bone regeneration

静脈血を併用した異種骨代用材料 Bio-Oss を使用した上顎洞挙上術．ヒトにおける組織学的・組織形態学的研究

　本研究の目的は、ウシ由来骨代用材 Bio-Oss を静脈血と組み合わせて使用し、ヒト検体の組織学的および組織形態学的検査を用いて、上顎洞挙上術後の骨形成を評価することである。Tatum の術式（1986）に従って、11名の患者（平均年齢49.6歳）に対して合計15例の上顎洞底挙上術が行われた。上顎洞は、静脈血と組み合わせたウシ由来アパタイトを用いて造成された。6.8ヵ月の平均治癒期間の後、トレフィンバーを使用して、造成した上顎洞から22の骨検体を採取した。その後、38本の Brånemark インプラントが、標本採取部位と通常の上顎臼歯部の両方に埋入された。Donath と Breuner（1982）による方法で作製された研磨標本の組織形態学的分析では、新生骨の平均パーセンテージが14.7%（±5.0%）であり、残存する異種骨代用材料は29.7%（±7.8%）であった。Bio-Oss 顆粒表面の約29.1%（±8.1%）が、新たに形成された骨と直接接触していた。組織学的には、新生骨は明らかであり、部分的にアパタイト顆粒の中に陥入し、個々の Bio-Oss 顆粒間を骨梁構造で連結していた。破骨細胞活性は欠如していたが、骨の内方への成長は、異種骨移植材料の緩やかな吸収を示す所見と考える。6ヵ月の平均治癒期間後の二次手術時に、38本のインプラントのうち4本が緩んでいた。これらのうち、1本は除去し他のインプラントはスリーピングされインプラントの上部構造には含まれなかった。したがって、補綴負荷前の臨床的残存率は、89.5%であった。

（Yildirim M, et al. Clin Oral Implants Res 2000;11(3):217-229.）

デンタルインプラントのためのさまざまな骨造成術の有効性：ランダム化比較臨床試験のコクランシステマティックレビュー

目的：本試験の目的は、(a) 骨造成術が必要かどうか、また、いつ必要なのか(b) 特定の臨床適応症に対してもっとも効果的な骨造成術は何かを検査することである。試験は3つのカテゴリーに分けられた：(1)垂直または水平的骨造成（またはその両方）；(2)抜歯窩に埋入されたインプラント；(3)骨外穿孔したインプラント。

材料および方法：インプラント治療のためのさまざまな骨造成術および材料を比較する少なくともアバットメント接続まで報告されたランダム化比較臨床試験（以下 RCTs）に対し、網羅的な解析が行われた。言語制限は適用されなかった。最後の電子的検索は2005年10月1日に実施された。

結果：30の試験の332例のうち13の RCTs が選択基準を満たした。6つの試験において、垂直および/または水平骨造成術が評価された。4つの試験で、抜歯窩に埋入されたインプラントへの骨移植術が評価され、3つの試験で穿孔したインプラントに対する治療技術が評価された。

結論：極度に吸収された下顎骨への骨移植術は、正当化できないかもしれない。非常に萎縮した症例の上顎洞挙上術において、骨代用材は自家骨に置き換えできる可能性がある。骨誘導再生法および仮骨延長術は、骨を垂直に造成させることができるが、どちらがもっとも効率的であるかは不明である。新鮮な抜歯窩に埋入された単一即時インプラントにおいて、骨造成術が必要かどうかはわからない。しかし、メンブレン＋ Bio-Oss で治療した部位の歯肉の高さは、メンブレンのみで治療した場合より高かった。非吸収性メンブレンを使用したほうが、メンブレンを使用しない場合に比べて、より多くの骨が穿孔したインプラントの周囲に再生された。しかし、そのような骨が患者にとって有益であるかどうかは不明である。骨形成タンパク質は、Bio-Oss が移植されたインプラントの周りの骨形成を促進しえる。しかし、多血小板血漿のような信頼できるエビデンスがあるインプラントに関連した医薬品は他に存在しなかった。

（Esposito M, et al. Int J Oral Maxillofac Implants 2006;21(5):696-710.）

開業医のための口腔外科 重要キーワード12

⑦ Dry mouth
ドライマウス

ドライマウスは唾液分泌量低下に起因する症状の一つであり、「口が乾く」といった訴えのみならず、「口の中が何か変だ」、「味がわからない」など、患者はさまざまな訴えを持つことが多い。また、実際に唾液が減少することで口腔カンジダ症、口内炎、う蝕の増加など多くの継発症を招くことも知られている。ドライマウスの原因は局所性、全身性、薬剤性をはじめとして、その診断には一定の知識が必要になる。近年ドライマウス患者の数は増加の一途をたどっており、われわれは日常臨床において遭遇する、さまざまな症状の原因として常にドライマウスの存在を意識しながら診療にあたる必要がある。

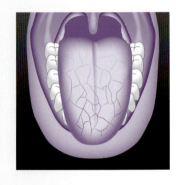

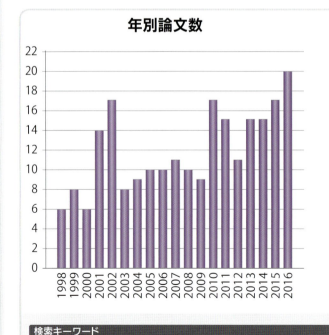

年別論文数

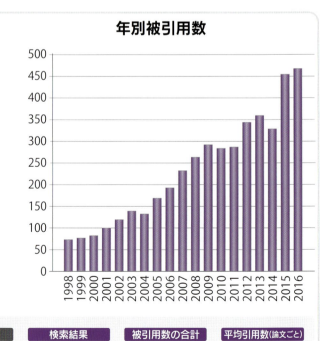

年別被引用数

検索キーワード
トピック：(dry mouth) NOT トピック：(radi*) NOT トピック：(imp*) NOT トピック：(enamel*) NOT トピック：(reflux)

検索結果	被引用数の合計	平均引用数(論文ごと)
287	4,827	16.82

2017年5月現在

⑦ Dry mouth

トムソン・ロイターが選んだベスト**20**論文

順位	タイトル・和訳	2013年	2014年	2015年	2016年	合計引用数	平均引用数（1年ごと）
引用数 1位	Dawes C. Physiological factors affecting salivary flow rate, oral sugar clearance, and the sensation of dry mouth in man. J Dent Res. 1987;66 Spec No:648-653. ヒトにおける唾液分泌量、糖クリアランス、口腔乾燥感に影響する生理的因子	18	15	11	9	285	9.19
引用数 2位	Sreebny LM, Schwartz SS. A reference guide to drugs and dry mouth. Gerodontology 1986; 5 (2):75-99. 口腔乾燥と薬剤の文献案内（手引き）	0	2	2	0	148	4.62
引用数 3位	Scully C. Drug effects on salivary glands: Dry mouth. Oral Dis 2003; 9 (4):165-176. 唾液腺における薬剤の影響：口腔乾燥	11	6	20	20	140	9.33
引用数 4位	Närhi TO. Prevalence of subjective feelings of dry mouth in the elderly. J Dent Res 1994;73(1):20-25. 高齢者における口腔乾燥感の自覚症状の有病率	8	9	9	6	135	5.62
引用数 5位	Nederfors T, Isaksson R, Mörnstad H, Dahlöf C. Prevalence of perceived symptoms of dry mouth in an adult Swedish population--Relation to age, sex and pharmacotherapy. Community Dent Oral Epidemiol 1997;25(3):211-216. スウェーデン成人における口腔乾燥の自覚症状と有病率──薬物療法、年齢、性別との関連	5	5	11	9	115	5.48
引用数 6位	Tenovuo J. Clinical applications of antimicrobial host proteins lactoperoxidase, lysozyme and lactoferrin in xerostomia: Efficacy and safety. Oral Dis 2002; 8 (1):23-29. 口腔乾燥症における宿主抗菌タンパク、ラクトペルオキシダーゼ、リゾチーム、ラクトフェリンの臨床応用：効能と安全性	9	6	13	12	111	6.94
引用数 7位	Thomson WM, Chalmers JM, Spencer AJ, Williams SM. The Xerostomia Inventory: A multi-item approach to measuring dry mouth. Community Dent Health 1999;16(1):12-17. 口腔乾燥症概括：多項目法による口腔乾燥測定	12	8	15	12	111	5.84

トムソン・ロイターが選んだベスト20論文

引用数	タイトル・和訳	2013年	2014年	2015年	2016年	合計引用数	平均引用数（1年ごと）
8位	Gorsky M, Silverman S Jr, Chinn H. Clinical characteristics and management outcome in the burning mouth syndrome. An open study of 130 patients. Oral Surg Oral Med Oral Pathol 1991;72(2):192-195. 口腔灼熱症候群の臨床的特徴と管理結果．130例に対する盲検研究	4	2	3	3	93	3.44
9位	Närhi TO, Meurman JH, Ainamo A, Nevalainen JM, Schmidt-Kaunisaho KG, Siukosaari P, Valvanne J, Erkinjuntti T, Tilvis R, Mäkilä E. Association between salivary flow rate and the use of systemic medication among 76-, 81-, and 86-year-old inhabitants in Helsinki, Finland. J Dent Res 1992;71(12):1875-1880. フィンランド、ヘルシンキにおける86、81、76歳の住人の唾液分泌量と全身薬物投与との関連	4	1	0	4	87	3.35
10位	Engelen L, Fontijn-Tekamp A, van der Bilt A. The influence of product and oral characteristics on swallowing. Arch Oral Biol 2005;50(8):739-746. 嚥下における食物と口腔の特徴との影響	11	11	5	9	84	6.46
11位	Scully C, Bagan JV. Adverse drug reactions in the orofacial region. Crit Rev Oral Biol Med 2004;15(4):221-239. 口腔顔面領域における薬剤有害事象	7	8	10	10	78	5.57
12位	Kho HS, Lee SW, Chung SC, Kim YK. Oral manifestations and salivary flow rate, pH, and buffer capacity in patients with end-stage renal disease undergoing hemodialysis. Oral Surg Oral Med Oral Pathol Oral Radiol Endod 1999;88(3):316-319. 血液透析下の終末期腎疾患患者における口腔症状と唾液分泌量、pH、緩衝能	8	3	4	4	76	4
13位	Twetman S. Antimicrobials in future caries control? A review with special reference to chlorhexidine treatment. Caries Res 2004;38(3):223-229. 将来的なう蝕制御における抗菌剤とは？ クロルヘキシジン治療に特化した文献レビュー	3	6	8	5	71	5.07
14位	Dawes C. How much saliva is enough for avoidance of xerostomia? Caries Res 2004;38(3):236-240. 口腔乾燥症を回避するにはどれだけの唾液で十分なのか？	6	5	6	4	68	4.86

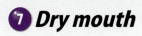

トムソン・ロイターが選んだベスト20論文

引用数順位	タイトル・和訳	2013年	2014年	2015年	2016年	合計引用数	平均引用数（1年ごと）
15位	Musanje L, Shu M, Darvell BW. Water sorption and mechanical behaviour of cosmetic direct restorative materials in artificial saliva. Dent Mater 2001;17(5):394-401. 人工唾液中における審美的直接修復材料の水分吸収と機械的特徴	7	3	3	2	66	3.88
16位	Billings RJ, Proskin HM, Moss ME. Xerostomia and associated factors in a community-dwelling adult population. Community Dent Oral Epidemiol 1996;24(5):312-316. 地域在住成人群における口腔乾燥症と関連因子	4	4	6	4	65	2.95
17位	Pajukoski H, Meurman JH, Halonen P, Sulkava R. Prevalence of subjective dry mouth and burning mouth in hospitalized elderly patients and outpatients in relation to saliva, medication, and systemic diseases. Oral Surg Oral Med Oral Pathol Oral Radiol Endod 2001;92(6):641-649. 唾液、投薬、全身疾患に関連した入院高齢者と外来患者における自覚的な口腔乾燥および口腔灼熱感の有病率	2	2	3	9	61	3.59
18位	Wolff M, Kleinberg I. Oral mucosal wetness in hypo- and normo-salivators. Arch Oral Biol 1998;43(6):455-462. 唾液分泌低下者と通常分泌者における口腔粘膜の湿潤状態	4	3	3	3	59	2.95
19位	Thomson WM, Chalmers JM, Spencer AJ, Slade GD. Medication and dry mouth: Findings from a cohort study of older people. J Public Health Dent 2000;60(1):12-20. 薬物療法と口腔乾燥：高齢者のコホート研究による所見	1	4	4	3	58	3.22
20位	Schiødt M, Dodd CL, Greenspan D, Daniels TE, Chernoff D, Hollander H, Wara D, Greenspan JS. Natural history of HIV-associated salivary gland disease. Oral Surg Oral Med Oral Pathol 1992;74(3):326-331. HIV関連唾液疾患の自然経過	2	3	3	2	52	2

Drug effects on salivary glands: Dry mouth.
唾液腺における薬剤の影響：口腔乾燥

Scully C.

目的：口腔乾燥の訴えに関連した薬剤を特定する。

材料および方法：1980～2002年の期間中で、oral, mouth, salivary, drugs, dry mouth, xerostomia のキーワードを用いて MEDLINE にて論文検索を行い、関連した二次的な文献は手作業にて検索された。

結果：食欲抑制剤、プロテアーゼ阻害剤、サイトカインなどの他の薬剤の合剤だけでなく、いくつかの口腔乾燥を起こす薬剤、特にムスカリン受容体拮抗剤、ある交感神経作動薬、セロトニンやノルアドレナリンの取り込みに影響する薬剤に関してエビデンスが集約された。

結論：口腔乾燥の原因にはさまざまな可能性がある。しかし薬剤、特に M 3 ムスカリン受容体に対する抗コリン作用活性を有する薬剤は、唾液分泌抑制の原因としてもっとも頻度が高い。

（Oral Dis 2003; 9（4）:165-176.）

OBJECTIVE: To identify drugs associated with the complaint of dry mouth.
MATERIALS AND METHODS: MEDLINE was searched for papers 1980-2002 using keywords, oral, mouth, salivary, drugs, dry mouth and xerostomia, and relevant secondary references were hand-searched.
RESULTS: Evidence was forthcoming for a number of xerogenic drugs, especially antimuscarinic agents, some sympathomimetic agents, and agents affecting serotonin and noradrenaline uptake, as well as a miscellany of other drugs such as appetite suppressants, protease inhibitors and cytokines.
CONCLUSION: Dry mouth has a variety of possible causes but drugs--especially those with anticholinergic activity against the M3 muscarinic receptor--are the most common cause of reduced salivation.

Prevalence of subjective feelings of dry mouth in the elderly.
高齢者における口腔乾燥感の自覚症状の有病率

Närhi TO.

　口腔乾燥は高齢者では一般的な疾患である。口腔乾燥感の自覚はまた、正常な唾液分泌においても認められることから、必ずしも唾液分泌低下に関連しない。本研究の目的は口腔乾燥に関する自覚症状の有病率と、唾液分泌量や全身投薬との関係を高齢者において評価することである。1990年と1991年にフィンランド、ヘルシンキの高齢居住者368名における口腔の健康状態が調査された。臨床検査に加えて、口腔乾燥に関わる口腔や非口腔の異なる訴えについて、341項目がインタビューされた。結果では、46%（n=158）の対象者が口腔乾燥の自覚症状を有していた。持続的な口腔乾燥感は、対象者の12%（n=40）、男性の6%、女性の14%にて報告された（$P=0.05$）。これらの40例は口腔あるいは非口腔の主訴についてさらに詳細に調査された。ほとんどすべての口腔と非口腔の症状は対照と比較して持続的な口腔乾燥の頻度が高かった。持続的な口腔乾燥は女性、口呼吸、全身投薬などの項目において明確に関連性があった。

（J Dent Res 1994;73(1):20-25.）

Dry mouth is a common disorder in elderly individuals. It is not, however, necessarily related to decreased salivary flow rate, since subjective feelings of oral dryness have also been found in those with normal flow rates. The aim of this study was to examine in elderly individuals the prevalence of subjective complaints related to dry mouth, and their association with salivary flow rates and the use of systemic medication. In 1990 and 1991, 368 elderly inhabitants of Helsinki, Finland, had their oral health status examined. In addition to the clinical examination, 341 subjects were interviewed regarding different oral and non-oral complaints related to dry mouth. Findings showed that 46% (n = 158) of the subjects had noticed subjective symptoms of dry mouth. Continuous oral dryness was reported by 12% (n = 40) of the subjects, 6% of the men and 14% of the women ($p < 0.05$). In these 40, the oral and non-oral symptoms were more frequent in subjects reporting continuous dry mouth compared with controls. Continuous dry mouth was clearly associated with the female gender, with mouth breathing and with the use of systemic medications.

開業医のための口腔外科 重要キーワード12（関連性の高い論文和訳）

Prevalence of perceived symptoms of dry mouth in an adult Swedish population--Relation to age, sex and pharmacotherapy.

スウェーデン成人における口腔乾燥の自覚症状と有病率——薬物療法、年齢、性別との関係

Nederfors T, Isaksson R, Mörnstad H, Dahlöf C.

　本研究の目的は、成人集団における口腔乾燥の主観的な認知率を評価し、さらに集団における薬物療法の実施率を検討することである。さらなる目的としては、口腔乾燥症状と薬物療法の継続性との間に、共通性があるか否かを評価することである。Halland（スウェーデン）の行政区南部の成人集団の国勢調査登録簿からランダムに4,200名が選択された。そして、対象の300名の男女20、30、40、50、60、70と80歳を、年齢と性別によって層化し、新たに作成されたアンケートが各個人に郵送された。口腔乾燥の主観的な認知症状についての質問に加えて、被験者は現在の疾患と継続している薬物療法について報告するよう依頼された。3313（80.5％）の評価可能なアンケートが返送された。集団中で推定された口腔乾燥症の有病率は、男性と女性がそれぞれ21.3％と27.3％であった。この性差による違いは統計学的に有意差があった。内服薬のない対象者では、18.8％対14.6％の割合で女性の方が口腔乾燥症の有病率が高く、そして内服薬のある対象者においても、32.5％対28.4％の割合で女性の有病率が高かった。口腔乾燥と加齢そしてさらに、口腔乾燥と継続的な薬物療法との間に強い相関を認め、内服薬ありと内服薬なしの両群においても口腔乾燥の平均罹患率はそれぞれ、32.1％と16.9％で統計的に有意だった。口腔乾燥と内服薬剤の数の間にも強い相関関係があった。ロジスティック回帰分析では、口腔乾燥を有する確率は高齢の女性で有意に高く、そしてその確率は服用される薬物の数とともに増加した。結論として、この成人集団の疫学的調査は、年齢に関係なく女性が男性より高い口腔乾燥の有病率を有し、口腔乾燥の症状が年齢と薬物療法と強く関係していることを証明した。しかしながら、原因因子として疾患と薬物療法を区別することは不可能であった。

(Community Dent Oral Epidemiol 1997;25(3):211-216.)

The aim of the study was to evaluate the prevalence of subjective perception of dry mouth in an adult population and to determine the prevalence of pharmacotherapy in this population. An additional aim was to assess a possible co-morbidity between symptoms of dry mouth and continuing pharmacotherapy. Four-thousand-two-hundred persons were selected at random from the national census register of the adult population of the southern part of the province of Halland, Sweden. The sample was stratified according to age and sex, and 300 men and an equal number of women aged 20, 30, 40, 50, 60, 70 and 80, were included. A newly developed questionnaire was mailed to each individual. In addition to questions about subjective perception of dry mouth, the subjects were asked to report on present diseases and continuing pharmacotherapy. Three-thousand-three-hundred and thirteen (80.5%) evaluable questionnaires were returned. The estimated prevalence of xerostomia in the population was 21.3% and 27.3% for men and women, respectively. This difference between the sexes was statistically significant. In non-medicated subjects, women tended to report a higher prevalence of xerostomia compared with men, 18.8% vs. 14.6%, and also among medicated subjects the estimated prevalence of dry mouth was higher for women than for men, 32.5% vs. 28.4%. There was a strong association between xerostomia and increasing age and also between xerostomia and continuing pharmacotherapy. The average prevalence of dry mouth among medicated and non-medicated subjects was 32.1% and 16.9%, respectively, the difference being statistically significant. There was also a strong association between xerostomia and the number of medications. In a logistic regression, the probability of reporting mouth dryness was significantly greater in older subjects and in women, and the probability increased with the number of medications taken. In conclusion, this epidemiological survey of an adult population has demonstrated that women, independent of age, do report a higher prevalence of xerostomia than men and that the symptom of dry mouth is strongly associated with age and pharmacotherapy. It is, however, not possible to discriminate between disease and pharmacotherapy as causal factors.

Dry mouth

Clinical applications of antimicrobial host proteins lactoperoxidase, lysozyme and lactoferrin in xerostomia: Efficacy and safety.

口腔乾燥症における宿主抗菌タンパク、ラクトペルオキシダーゼ、リゾチーム、ラクトフェリンの臨床応用：効能と安全性

Tenovuo J.

　先天的な唾液防御タンパクであるリゾチーム、ラクトフェリン、ペルオキシダーゼは *in vitro* において多くの細菌、ウイルス、真菌の病原体に対する広範囲な抗菌活性を及ぼす。それゆえに、これらのタンパクは単独あるいは組み合わせることにより、食品や薬品の防腐剤や、同様に口腔乾燥患者の唾液自体の抗菌力を復元するために口腔ケア製品にも組み入れられている。これらの抗菌活性物質は、歯磨剤、含嗽剤、保湿ジェルやガムなどの口腔ケア製品にも含まれ、牛の初乳より生成される。本総説ではさまざまな口腔疾患や症状に対するこの種の予防的手法の臨床効果や安全性について批判的に評価した。

（Oral Dis 2002; 8 (1):23-29.）

Innate human salivary defence proteins, lysozyme, lactoferrin and peroxidase, are known to exert a wide antimicrobial activity against a number of bacterial, viral and fungal pathogens in vitro. Therefore, these proteins, alone or in combinations, have been incorporated as preservatives in foods and pharmaceuticals as well as in oral health care products to restore salivas' own antimicrobial capacity in patients with dry mouth. These antimicrobials used in oral health care products, such as dentifrices, mouth-rinses, moisturizing gels and chewing gums, have been purified from bovine colostrum. In this review I critically evaluate the clinical efficacy and safety of this kind of preventive approach against various oral diseases and symptoms.

口腔灼熱症候群の臨床的特徴と管理結果. 130例に対する盲検研究

130例の口腔灼熱症候群（以下 BMS）患者において臨床所見と治療効果について検討した。多くの患者は閉経後の女性で、多くの症例が舌症状で苦しんでいた。39％の患者が口腔乾燥を訴えていたにもかかわらず、原因は明確でなかった。それゆえに BMS は全身性の疾患であると仮定された。それは、もっとも効果のあった治療法は向精神薬であり少なくとも部分的に確認できた事実であるからである。本研究の結果より、BMS は予測可能なエンドポイントがなく、多彩な症状を有する慢性の状態であると考えられる。

（Gorsky M, et al. Oral Surg Oral Med Oral Pathol 1991;72(2):192-195.）

フィンランド、ヘルシンキにおける 86、81、76歳の住人の唾液分泌量と全身薬物投与との関連

本研究の目的は、合計368例の76歳、81歳そして86歳を代表とする対象における薬剤使用が唾液分泌量に及ぼす影響を評価することである。

本研究では23％（n=80）の患者に薬物投与がなかった。一日に1～3回の薬物投与があったのは47％（n=168）で、4回以上は30％（n=104）であった。もっとも多く投与されていたのは硝酸塩、ジギタリス、抗不整脈薬（47.7％）で、解熱鎮痛薬（32.6％）、利尿薬（29.5％）であった。薬剤数が多かったのは86歳群で、他の年齢が低い群と比べて有意に高く（$P<0.01$）、性差は認めなかった。薬物投与がない群の中で、76歳群は刺激時唾液分泌量が81歳群に比べて有意に高かった（$P<0.05$）。薬物投与のない女性は安静時唾液（$P<0.01$）と刺激時唾液分泌量が男性に比べて有意に低かった（$P<0.05$）。刺激時唾液分泌量は76歳群では、薬物投与のある86歳群と比較して有意に多かった（$P<0.05$）。3つの年齢群の中では安静時唾液分泌量には有意差は認められなかった。内服のある女性は男性に比べて安静時唾液分泌量が低かった（$P<0.001$）が、刺激時唾液分泌量に有意差はなかった。安静時、刺激時唾液分泌量における統計学的有意差は薬物投与のない人に認められ、それらの人は一日4～6あるいは7種以上の薬剤が処方されていた。

（Närhi TO, et al. J Dent Res 1992;71(12):1875-1880.）

地域在住成人群における口腔乾燥症と関連因子

　口腔乾燥症は、口腔乾燥の主観的感覚である。地域社会住居成人における口内乾燥の発生に関する推定値は、50歳以上の10％から、65歳以上の40％にわたる。実質的に、データは50歳未満の人には適用できない。それと関連した口腔乾燥とそれに関する因子のデータベースを確立するために、自己申告症状と唾液機能の断面評価が、広い年齢層の健常な一般地域社会住居成人において実行された。19歳から88歳の710人の成人の有用なサンプルは、New York, Rochester地域からさまざまなソースより引き出された。研究ボランティアに一般および口内乾燥の症状についての質問を含んだ口腔の健康に関して標準化されたアンケートが実施され、口頭のスクリーニング検査として安静時および刺激時唾液分泌量測定が実施された。全体として、認められた口腔乾燥の有病率は女性で24％、男性で18％であった。口内乾燥が一般的に男性より女性で観察されるが、この関連性は50歳以降でのみ明白であった。口腔乾燥は、以下と関連した：唾液分泌障害の副作用を有する薬物の使用；乾燥食品の摂食困難；亀裂の生じた口唇；ドライアイ；嚥下障害；そして、男性では喫煙歴であった。結果として、特に刺激時唾液分泌量が高齢者では低い傾向を示した。傾向が、口腔乾燥感を訴えなかった人々よりも、口腔乾燥感訴えた人々の中で唾液流出量の低下がみられ、それは若年者の集団である傾向が見られた。この傾向は高齢者の間で明瞭でなかった。それらの事実は、恐らくより若い人は唾液分泌量が減少した際に口腔乾燥感を自覚しやすいが、一方で、高齢者では唾液分泌量は唯一の構成要素である因子の複雑な集団に対する口腔乾燥症状に関連するのかもしれない、ということを示唆する。これらの所見は、さらに検討される必要がある。

（Billings RJ, et al. Community Dent Oral Epidemiol 1996;24(5):312-316.）

HIV 関連唾液疾患の自然経過

　HIVに関連する大唾液腺腫脹や、あるいは口腔乾燥症などの唾液腺疾患について論じるため、われわれは22例の患者について初診および経過観察において評価した（中央追跡期間15ヵ月）。16例（73％）が両側の耳下腺腫脹、17例が口腔乾燥を有し、11例が両症状を有していた。耳下腺腫脹は10例で継続し、2例で悪化、4例でジドブジンやステロイド治療中に再発した。それらの耳下腺腫脹症例は唾液腺疾患を有さないHIV陽性患者（対照群）（0.48 ml/min/per gland）と比べて、刺激時唾液分泌量が有意に低かった（0.27 ml/min/per gland）（$P<0.05$）が、安静時唾液量は両群間で有意でなかった。調査群の唾液分泌量は経過観察中変化がなかった。HIV関連唾液腺疾患と診断された際に、5例（23％）でAIDSを発症しており、経過観察中に10例（46％）がAIDSを発症した。これらのうち7例はカポジ肉腫であった。初診時および経過観察中の末梢血CD 4値はそれぞれ280、225mm^3であった。CD 8値は1138、900であった。HIV関連唾液腺疾患の病因は、耳下腺中のリンパ増殖によるものかもしれない。HIV関連唾液腺疾患は臨床的にシェーグレン症候群に類似していることから、両側耳下腺腫脹の鑑別診断としてHIV感染も考慮すべきである。

（Schiødt M, et al. Oral Surg Oral Med Oral Pathol 1992;74(3):326-331.）

開業医のための口腔外科 重要キーワード12

⑧ Maxillary sinus

上顎洞

上顎洞は、上顎骨体の内部に存在する対称性の空洞で、副鼻腔の中では最大である。その内面はシュナイダー膜とも呼ばれる上顎洞粘膜で覆われ、線毛運動により微細な異物や分泌物を排出する機構を持つ。正常な洞粘膜は1mm未満と非常に薄く、上顎の歯根端切除術や上顎洞底挙上時には穿孔に注意しなければならない。また上顎洞は顎動脈の分枝より血液供給を受け、特にラテラルウインドウテクニックによる上顎洞底挙上術の際には、後上歯槽枝からの出血に留意する必要がある。上顎洞炎や歯周炎にともなう粘膜肥厚、上顎洞隔壁の存在なども上顎洞底挙上術のリスクファクターであり、CT等による解剖構造の把握は安全な手術に必須である。

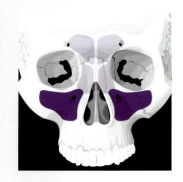

(Laney WR(編),勝山英明(監訳).インプラント辞典 Glossary of Oral Maxillofacial Implants.東京:クインテッセンス出版,2008.より引用改変)

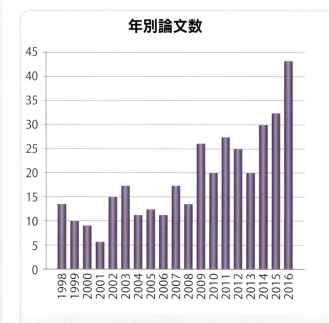

年別論文数

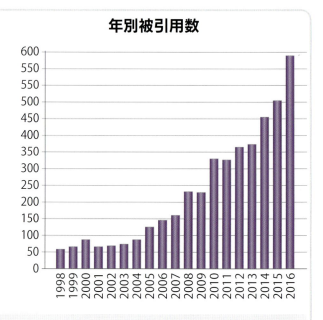

年別被引用数

検索キーワード
トピック:(maxillary sinus*) NOT トピック:(implant*) NOT トピック:(cancer)
NOT トピック:(canal) NOT トピック:(*pharyn*) NOT トピック:(crani*)
NOT トピック:(ORTHOGNATHIC) NOT トピック:(*oma) NOT トピック:(orthodontic)

検索結果	被引用数の合計	平均引用数(論文ごと)
532	4,877	9.17

2017年5月現在

8 Maxillary sinus

トムソン・ロイターが選んだベスト**20**論文

引用数	タイトル・和訳	2013年	2014年	2015年	2016年	合計引用数	平均引用数（1年ごと）
1位	Boyne PJ, James RA. Grafting of the maxillary sinus floor with autogenous marrow and bone. J Oral Surg 1980;38(8):613-616. 自家骨および自家骨髄を使用した上顎洞底挙上術	67	67	66	70	858	22.58
2位	Vercellotti T, De Paoli S, Nevins M. The piezoelectric bony window osteotomy and sinus membrane elevation: Introduction of a new technique for simplification of the sinus augmentation procedure. Int J Periodontics Restorative Dent 2001;21(6):561-567. ピエゾエレクトリックデバイスによる骨開窓と上顎洞粘膜挙上：上顎洞底挙上術簡便化のための新技術の導入	20	25	27	14	216	12.71
3位	Zerbo IR, Zijderveld SA, de Boer A, Bronckers AL, de Lange G, ten Bruggenkate CM, Burger EH. Histomorphometry of human sinus floor augmentation using a porous beta-tricalcium phosphate: A prospective study. Clin Oral Implants Res 2004;15(6):724-732. 多孔質β-リン酸三カルシウムを用いたヒト上顎洞底挙上術における組織形態計測：前向き研究	10	9	6	8	86	6.14
4位	Zijderveld SA, van den Bergh JP, Schulten EA, ten Bruggenkate CM. Anatomical and surgical findings and complications in 100 consecutive maxillary sinus floor elevation procedures. J Oral Maxillofac Surg 2008;66(7):1426-1438. 上顎洞底挙上術100例における解剖学的・手術的所見および併発症率	8	15	13	13	79	7.9
5位	Eberhardt JA, Torabinejad M, Christiansen EL. A computed tomographic study of the distances between the maxillary sinus floor and the apices of the maxillary posterior teeth. Oral Surg Oral Med Oral Pathol 1992;73(3):345-346. 上顎洞底と臼歯根尖間距離に関するCT画像研究	2	3	5	10	57	2.19
6位	Rigolone M, Pasqualini D, Bianchi L, Berutti E, Bianchi SD. Vestibular surgical access to the palatine root of the superior first molar: "Low-dose cone-beam" CT analysis of the pathway and its anatomic variations. J Endod 2003;29(11):773-775. 上顎第一大臼歯口蓋根への口腔前庭側からのアプローチ　低線量コーンビームCTによる手術経路および解剖学的バリエーションの解析	2	3	3	5	52	3.47
7位	Ariji Y, Kuroki T, Moriguchi S, Ariji E, Kanda S. Age changes in the volume of the human maxillary sinus: A study using computed tomography. Dentomaxillofac Radiol 1994;23(3):163-168. ヒト上顎洞体積の加齢変化――CT画像研究	5	4	7	4	52	2.17

開業医のための口腔外科 重要キーワード12（関連性の高い論文和訳）

トムソン・ロイターが選んだベスト**20**論文

	タイトル・和訳	2013年	2014年	2015年	2016年	合計引用数	平均引用数（1年ごと）
引用数 **8**位	Huang LH, Neiva RE, Soehren SE, Giannobile WV, Wang HL. The effect of platelet-rich plasma on the coronally advanced flap root coverage procedure: A pilot human trial. J Periodontol 2005;76(10):1768-1777. 歯肉弁歯冠側移動術における多血小板血漿の効果：ヒトにおける予備的検討	3	6	7	2	50	3.85
引用数 **9**位	Scully C, de Almeida OP. Orofacial manifestations of the systemic mycoses. J Oral Pathol Med 1992;21(7):289-294. 全身真菌症の口腔顔面症状	1	1	0	0	49	1.88
引用数 **10**位	Zizelmann C, Schoen R, Metzger MC, Schmelzeisen R, Schramm A, Dott B, Bormann KH, Gellrich NC. Bone formation after sinus augmentation with engineered bone. Clin Oral Implants Res 2007;18(1):69-73. 人工骨を用いた上顎洞底挙上術後における骨形成	6	2	4	2	46	4.18
引用数 **11**位	Maiorana C, Sommariva L, Brivio P, Sigurtà D, Santoro F. Maxillary sinus augmentation with anorganic bovine bone (Bio-Oss) and autologous platelet-rich plasma: Preliminary clinical and histologic evaluations. Int J Periodontics Restorative Dent 2003;23(3):227-235. anorganic bovine bone (Bio-Oss) および自家多血小板血漿を使用した上顎洞底挙上術：臨床および組織学的評価についての予備的検討	5	0	1	1	45	3
引用数 **12**位	Setzer FC, Shah SB, Kohli MR, Karabucak B, Kim S. Outcome of endodontic surgery: A meta-analysis of the literature--part 1: Comparison of traditional root-end surgery and endodontic microsurgery. J Endod 2010;36(11):1757-1765. 外科的歯内療法の治療成績：文献のメタアナリシス──Part 1：従来法による歯根端切除術とエンドドンティックマイクロサージェリーとの比較	7	11	10	7	45	5.62
引用数 **13**位	Stajcič Z. The buccal fat pad in the closure of oro-antral communications: A study of 56 cases. J Craniomaxillofac Surg 1992;20(5):193-197. 頬脂肪体を利用した口腔上顎洞瘻の閉鎖－56症例の検討	1	4	1	2	42	1.62
引用数 **14**位	Abuabara A, Cortez AL, Passeri LA, de Moraes M, Moreira RW. Evaluation of different treatments for oroantral/oronasal communications: Experience of 112 cases. Int J Oral Maxillofac Surg 2006;35(2):155-158. 上顎洞口腔瘻／鼻口腔瘻に対する各種治療法の評価：112例の経験	5	3	4	8	40	3.33

トムソン・ロイターが選んだベスト**20**論文

⑧ Maxillary sinus

順位	タイトル・和訳	2013年	2014年	2015年	2016年	合計引用数	平均引用数（1年ごと）
引用数 15位	Maillet M, Bowles WR, McClanahan SL, John MT, Ahmad M. Cone-beam computed tomography evaluation of maxillary sinusitis. J Endod 2011;37(6):753-757. コーンビームCTによる上顎洞の評価	8	6	9	8	37	5.29
引用数 16位	Gardner DG. Pseudocysts and retention cysts of the maxillary sinus. Oral Surg Oral Med Oral Pathol 1984;58(5):561-567. 上顎洞の偽嚢胞と粘液貯留嚢胞	2	3	2	0	39	1.15
引用数 17位	Smiler D, Soltan M, Lee JW. A histomorphogenic analysis of bone grafts augmented with adult stem cells. Implant Dent 2007;16(1):42-53. 成人幹細胞を用いた骨移植術の組織形態学的分析	2	2	3	4	38	3.45
引用数 18位	Kretzschmar DP, Kretzschmar JL. Rhinosinusitis: Review from a dental perspective. Oral Surg Oral Med Oral Pathol Oral Radiol Endod 2003;96(2):128-135. 鼻副鼻腔炎：歯科学的見地からのレビュー	3	4	5	3	37	2.47
引用数 19位	Brook I, Frazier EH, Gher ME Jr. Microbiology of periapical abscesses and associated maxillary sinusitis. J Periodontol 1996;67(6):608-610. 根尖周囲膿瘍の細菌学と上顎洞炎との関連	2	0	0	1	36	1.64
引用数 20位	Ritter L, Lutz J, Neugebauer J, Scheer M, Dreiseidler T, Zinser MJ, Rothamel D, Mischkowski RA. Prevalence of pathologic findings in the maxillary sinus in cone-beam computerized tomography. Oral Surg Oral Med Oral Pathol Oral Radiol Endod 2011;111(5):634-640. コーンビームCTによる上顎洞病変の罹患率	5	10	2	7	35	5

The piezoelectric bony window osteotomy and sinus membrane elevation: Introduction of a new technique for simplification of the sinus augmentation procedure.

ピエゾエレクトリックデバイスによる骨開窓と上顎洞粘膜挙上：上顎洞底挙上術簡便化のための新技術の導入

Vercellotti T, De Paoli S, Nevins M.

　シュナイダー膜穿孔は、上顎洞底挙上に関するすべての手術手技で生じる可能性があり、本併発症はバーによる骨削除中、あるいは手用剥離子を用いた洞粘膜挙上中のいずれにおいても起こり得る。本論文では、上顎洞手術をより簡便化し、洞粘膜の穿孔を防ぐ新しい手術手技を紹介する。ピエゾエレクトリックデバイス（以下ピエゾ）による骨開窓では、軟組織に損傷を与えず硬組織のみを容易に削除し、シュナイダー膜挙上の際は粘膜穿孔を起こすことなく洞粘膜を剥離できる。洞底部からの粘膜の挙上は、ピエゾによる直接挙上と、ピエゾによりキャビテーションされた生理食塩水の力の両方を用いて行われる。今回、適切な外科器具（Mectron Piezosurgery System）を使用して、15名の患者に対する21側の骨開窓と上顎洞粘膜挙上を実施した。上顎洞隔壁部での骨削除中に1例のみ粘膜穿孔が生じ、結果として成功率は95％であった。開窓部の平均長は14mmで、平均高は6mm、平均厚は1.4mmであった。ピエゾによる骨開窓に要した平均時間は約3分で、ピエゾによる上顎洞粘膜挙上は平均約5分であった。

（Int J Periodontics Restorative Dent 2001;21(6):561-567.）

All of the surgical techniques to elevate the maxillary sinus present the possibility of perforating the schneiderian membrane. This complication can occur during the osteotomy, which is performed with burs, or during the elevation of the membrane using manual elevators. The purpose of this article is to present a new surgical technique that radically simplifies maxillary sinus surgery, thus avoiding perforating the membrane. The piezoelectric bony window osteotomy easily cuts mineralized tissue without damaging the soft tissue, and the piezoelectric sinus membrane elevation separates the schneiderian membrane without causing perforations. The elevation of the membrane from the sinus floor is performed using both piezoelectric elevators and the force of a physiologic solution subjected to piezoelectric cavitation. Twenty-one piezoelectric bony window osteotomy and piezoelectric sinus membrane elevations were performed on 15 patients using the appropriate surgical device (Mectron Piezosurgery System). Only one perforation occurred during the osteotomy at the site of an underwood septa, resulting in a 95% success rate. The average length of the window was 14 mm; its height was 6 mm, and its thickness was 1.4 mm. The average time necessary for the piezoelectric bony window osteotomy was approximately 3 minutes, while the piezoelectric sinus membrane elevation required approximately 5 minutes.

Histomorphometry of human sinus floor augmentation using a porous beta-tricalcium phosphate: A prospective study.

多孔質β-リン酸三カルシウムを用いた ヒト上顎洞底挙上術における組織形態計測：前向き研究

Zerbo IR, Zijderveld SA, de Boer A, Bronckers AL, de Lange G, ten Bruggenkate CM, Burger EH.

リン酸三カルシウム（Tricalcium phosphate：TCP）は骨造成材料として長く使用されてきた材料である。われわれは、スプリットマウスモデル（※同一患者の口腔内で左右側に異なった治療を行って比較する研究デザイン）を用いて、上顎洞底挙上術への多孔性β-TCP（100％）の応用について検討した。5例の患者について、片側（試験側）に1～2mmのサイズのβ-TCP粒子（Cerasorb®）、他方側（対照側）に自家オトガイ骨粒子を適用し、両側の治療を行った。別の4例の患者は、100％β-TCP（対照なし）を用いた片側の上顎洞底挙上術を行った。術後6ヵ月で挙上部位の生検を実施し、組織形態計測によって試験側および対照側での骨増加量を定量化した。9例全例を含めた場合、上顎洞底挙上術によって形成された平均骨量（BV）は、対照側が41％（32％～56％）（n=5）で、試験側が17％（9％～27％）（n=9）であった（統計学的有意差あり、$P=0.04$）。両側治療を行った5例のみに限った場合、試験側の平均BVは19％（13％～27％）（n=5）で、対照側との有意差を認めた（$P=0.009$）。類骨形成量は、試験側の生検標本の方（1.3％）が対照側（0.3％）よりも高い傾向であり（$P=0.1$でほぼ有意とみなす）、TCP材料の中で骨形成が進行中であることが示唆された。また、試験側の層板骨量は対照側の半分以下であり、TCPで造成した部位では骨のリモデリングが始まったばかりであると考えられた。しかしながら、表面吸収量については両者間に有意差を認めなかった。これらの組織学的結果から、Cerasorb®は上顎洞底挙上術のための骨代替材料として許容できる可能性が示された。本材料は骨誘導性ではなく骨伝導性であるため、骨形成速度は自家骨と比較してやや遅延する。

（Clin Oral Implants Res 2004;15(6):724-732.）

Tricalcium phosphate (TCP) has been historically a well-accepted material for bone augmentation. We examined the use of a porous beta-TCP (100%) in a split mouth model for sinus floor augmentation. Five patients were treated bilaterally, receiving 1-2 mm-sized beta-TCP particles (Cerasorb) on one side (test side) and autologous chin bone particles on the other (control) side. Four other patients were treated with a unilateral sinus floor augmentation using 100% beta-TCP (no controls). Biopsies of the augmented sites were taken at 6 months. Histomorphometry measurements were carried out in order to quantify bone augmentation at test and control sides. The average bone volume (BV) formed in the augmented sinus at the control side was 41% (32-56%) and 17% (9-27%) in the test side when all nine patients were included (statistically significant, P=0.04). When only the five bilateral patients were included, mean BV of the test side was 19% (13-27%), which was also significantly different from the control side (P=0.009). Osteoid formation tended to be higher in the test side biopsies (1.3%) than in the controls (0.3%) (marginally significant, P=0.1), indicating ongoing bone formation in the TCP material. The amount of lamellar bone at the test side was less than half the amount in the control side, indicating that remodelling had only recently started in the TCP-augmented side. The resorption surface, however, did not differ significantly between the two sides. These histological results indicate that Cerasorb is an acceptable bone substitute material for augmentation of the maxillary sinus. Due to the osteoconductive, but not osteoinductive properties of this material, the rate of bone formation is somewhat delayed in comparison to autologous bone.

Anatomical and surgical findings and complications in 100 consecutive maxillary sinus floor elevation procedures.

上顎洞底挙上術100例における解剖学的・手術的所見および併発症率

Zijderveld SA, van den Bergh JP, Schulten EA, ten Bruggenkate CM.

目的：上顎洞底挙上術における解剖学的および手術的所見、ならびに併発症率を調査し、臨床的意義を説明すること。

患者および方法：上顎洞底挙上術が計画され、連続登録された100名の患者を対象とした。このうち、36名が男性（36%）、64名が女性（64%）であり、平均年齢は50歳（17〜73歳）であった。また、18名では両側に手術を行った。手術は、Tatum の文献（Dent Clin North Am 30:207, 1986）に従い、開窓部骨を上顎洞粘膜に付着したままで挙上する側方開窓術を実施した。なお、両側の症例では、最初に治療された一側のみが評価された。

結果：ほとんどの症例において、解剖学的または手術的理由により Tatum の標準術式を遂行できなかった。78%の患者に上顎洞外側壁の菲薄化がみられ、4%では反対に肥厚化を認めた。6%では、上顎洞外側壁の頬骨弓基部に強い凸面形態を認めたため、開窓部骨を上方に畳めずに削除する必要があった。上顎洞の狭窄を認めた4%の症例でも同様の手法を必要とした。48%に上顎洞隔壁を認め、上顎洞底挙上の障害となった。併発症に関して、もっとも一般的な併発症であるシュナイダー膜の穿孔は11%の患者に生じた。2%では、出血により骨開窓が困難であった。3%に創の局所裂開を認め、その原因として最初の切開線がわずかに口蓋側に偏位していたことが考えられた。

結論：不必要な外科的併発症を避けるためには、上顎洞に内在する解剖学的構造の詳細な知識と術中の正確な判断が必要である。

（J Oral Maxillofac Surg 2008;66(7):1426-1438.）

PURPOSE: To investigate the prevalence of anatomical and surgical findings and complications in maxillary sinus floor elevation surgery, and to describe the clinical implications.

PATIENTS AND METHODS: One hundred consecutive patients scheduled for maxillary sinus floor elevation were included. The patients consisted of 36 men (36%) and 64 women (64%), with a mean age of 50 years (range, 17 to 73 years). In 18 patients, a bilateral procedure was performed. Patients were treated with a top hinge door in the lateral maxillary sinus wall, as described by Tatum (Dent Clin North Am 30:207, 1986). In bilateral cases, only the first site treated was evaluated.

RESULTS: In most cases, an anatomical or surgical finding forced a deviation from Tatum's standard procedure. A thin or thick lateral maxillary sinus wall was found in 78% and 4% of patients, respectively. In 6%, a strong convexity of the lateral sinus wall called for an alternative method of releasing the trapdoor. The same method was used in 4% of cases involving a narrow sinus. The sinus floor elevation procedure was hindered by septa in 48%. In regard to complications, the most common complication, a perforation of the Schneiderian membrane, occurred in 11% of patients. In 2%, visualization of the trapdoor preparation was compromised because of hemorrhages. The initial incision design, ie, slightly palatal, was responsible for a local dehiscence in 3%.

CONCLUSION: To avoid unnecessary surgical complications, detailed knowledge and timely identification of the anatomic structures inherent to the maxillary sinus are required.

Maxillary sinus

Cone-beam computed tomography evaluation of maxillary sinusitis.

コーンビーム CT による上顎洞の評価

Maillet M, Bowles WR, McClanahan SL, John MT, Ahmad M.

緒言：上顎洞に起因して生じる歯痛は、診断に苦慮することが多い。また、根尖病巣の増大は、上顎洞粘膜の炎症性変化の誘引となり、副鼻腔炎の発症を惹起する可能性がある。本研究では、コーンビーム CT（CBCT）で観察される歯性上顎洞炎の X 線学的特徴について検討し、いずれの歯、または歯根が本疾患との関連性が高いかを判断することを目的とした。

方法：過去に上顎洞病変の描出が確認されている82例の CBCT 画像を使用し、両側の上顎洞それぞれについて根尖病巣に起因する上顎洞炎の調査を行った。

結果：まず、歯性由来の可能性がある135側の上顎洞炎を選定した。これらのうち37側は非歯性であったが、残りの98側では、洞底粘膜の肥厚との関連が明らかな歯を認めた。上顎洞炎症例の平均粘膜肥厚は7.4mm であった。上顎第一大臼歯と第二大臼歯は、小臼歯の11倍の確率で上顎洞炎との関与を認めたが、2 本の大臼歯の上顎洞炎への関連性は同確率であった。また、歯性上顎洞炎にもっとも関連性の高い根は上顎第一大臼歯の口蓋根であり、続いて第二大臼歯の近心頬側根であった。

結論：上顎洞病変の50％以上で根尖病巣との関連を認めた。もっとも上顎洞炎との関連性が高い歯は、上顎第一大臼歯と第二大臼歯であり、単根あるいは複数根が関与する可能性がある。CBCT を活用することにより、上顎洞病変、および上顎洞炎の潜在的原因の特定が可能となる。

（J Endod 2011;37(6):753-757.）

INTRODUCTION:Dental pain originating from the maxillary sinuses can pose a diagnostic problem. Periapical lesion development eliciting inflammatory changes in the mucosal lining can cause the development of a sinusitis. The purpose of this study was to describe the radiographic characteristics of odontogenic maxillary sinusitis as seen on cone-beam computed tomography (CBCT) scans and to determine whether any tooth or any tooth root was more frequently associated with this disease.
METHODS:Eighty-two CBCT scans previously identified as showing maxillary sinus pathosis were examined for sinusitis of odontogenic origin in both maxillary sinuses.
RESULTS:One hundred thirty-five maxillary sinusitis instances with possible odontogenic origin were detected. Of these, 37 sinusitis occurrences were from nonodontogenic causes, whereas 98 instances were tooth associated with some change in the integrity of the maxillary sinus floor. The average amount of mucosal thickening among the sinusitis cases was 7.4 mm. Maxillary first and second molars were 11 times more likely to be involved than premolars, whereas either molar was equally likely to be involved. The root most frequently associated with odontogenic sinusitis is the palatal root of the first molar followed by the mesiobuccal root of the second molar.
CONCLUSIONS:Changes in the maxillary sinuses appear associated with periapical pathology in greater than 50% of the cases. Maxillary first or second molar teeth are most often involved, and individual or multiple roots may be implicated in the sinusitis. The use of CBCT scans can provide the identification of changes in the maxillary sinus and potential causes of the sinusitis.

人工骨を用いた上顎洞底挙上術後における骨形成

目的：以下の研究の目的は、体積測定を行って、上顎洞における組織工学により製作した骨移植材料の吸収率を定量化することである。

材料および方法：腸骨稜から採取した自家骨移植片（n=17：グループ1）を用いた上顎洞底挙上術と、乳酸・グリコール酸共重合体（PLGA）のスキャフォールド（足場）に接種したヒト細胞の市販移植材料（Oral Bone®）（n=14：グループ2）を比較した。

結果：手術3ヵ月後の自家骨移植片の総吸収率は29％であったのに対して、組織工学による骨材料の吸収率は90％を示した。自家骨の骨密度は266～551ハンスフィールド単位（HU）まで増加を認めたが、組織工学による骨が十分に石灰化したものは1例（152HU）のみであった。

結論：本研究においては、上顎洞底挙上術における自家海綿骨移植片の使用は、培養骨芽細胞を含むスキャフォールドよりも信頼性が高かった。上顎洞底挙上術に対する組織工学による移植材料の応用について自家骨移植と比較した全般的な結論を導くには、組織工学による移植材料のさらなる研究が必要である。

（Zizelmann C, et al. Clin Oral Implants Res 2007;18(1):69-73.）

上顎洞口腔瘻／鼻口腔瘻に対する各種治療法の評価：112例の経験

この後ろ向き研究では、上顎洞口腔瘻（OAC）と鼻口腔瘻（ONC）患者の病因、部位、治療法について検討した。1988年1月から2004年5月までに治療を行った112名（うちOAC：101名（90％）、ONC：11名（10％））に対し、性別、年齢、病因、場所、治療の種類および短期間の併発症に関する分析を行った。OACの主な病因は抜歯（95％）であり、右側（49％）と左側（51％）でほぼ同様の発症率であった。ONCでは、腫瘍・嚢胞などの病的状態（27％）と抜歯（27％）がもっとも高頻度であった。OACの治療としては、縫合（60％）がもっとも多く、続いて頬脂肪体（28％）、頬側弁（9％）、口蓋弁（2％）、歯の移植（1％）の順であった。ONCでは、縫合（46％）、頬側弁（36％）、口蓋弁（18％）による治療が行われた。また、OAC群の6名（6％）とONC群の3名（27％）では瘻孔を閉鎖できなかった。以上の結果、ONCおよびOACの最大の要因は抜歯であることが確認された。また、治療法としては2つの選択肢が最良と考えられ、小さな瘻孔（3～5mm）では縫合が、より大きな瘻孔（5mm以上）では頬脂肪体の使用（100％成功）が、それぞれ勧められた。

（Abuabara A, et al. Int J Oral Maxillofac Surg 2006;35(2):155-158.）

Maxillary sinus

鼻副鼻腔炎：歯科学的見地からのレビュー

引用数 18位

　患者が上顎後方部の疼痛を歯科医師に訴えることは多い。その症状の原因は、急性または慢性のいずれかの状況であり、通常、歯科医師は歯原性疾患の鑑別を中心に診査を行う。鼻副鼻腔炎は、上顎後方部痛を有する患者を評価する際、鑑別診断として考慮すべき重要な疾患である。アメリカ耳鼻咽喉科学会は1996年に副鼻腔感染症の用語を標準化し、副鼻腔炎の評価と治療のガイドラインを発表した。本論文では、鼻副鼻腔炎患者の診断と治療に関するガイドラインを中心に紹介する。また、副鼻腔解剖の解説や医原性上顎洞穿孔に関する特別な考察も収載した。上顎洞と口腔構造との関係が理解できている歯科医師は、正確な診断を行うことが可能となる。明敏な歯科医師は、鼻副鼻腔炎を抱えて歯科医院に来院する患者に迅速で良好な結果をもたらす。

（Kretzschmar DP, et al. Oral Surg Oral Med Oral Pathol Oral Radiol Endod 2003;96(2):128-135.）

コーンビームCTによる上顎洞病変の罹患率

引用数 20位

目的：この研究の目的は、コーンビームCT（CBCT）を用いて上顎洞病変の罹患率を評価することである。
研究デザイン：上顎洞内の病的所見について、3名の観察者が1,029の連続登録されたCBCTスキャンを後ろ向きに検討した。病的所見を粘膜肥厚、液体貯留による部分的な不透明化、完全な不透明化、ポリープ状の粘膜肥厚の4つに分類した。上顎洞自然孔の位置および直径を評価し、年齢・性別要因と病的所見との相関について解析した。両側のいずれかに上顎洞炎の臨床症状、あるいは完全な不透明化を認めた患者については再評価した。
結果：本研究における上顎洞病変の総罹患率は56.3％で、もっとも頻度の高い病変は粘膜肥厚であった。60歳以上の患者で有意に病的所見の頻度が高く（$P=0.02$）、男性患者は女性患者よりも有意に病的所見を示した（$P=0.01$）。上顎洞炎の臨床徴候は、すべての患者のCBCT画像で確認できた。
結論：上顎洞内の病変は、CBCT画像において頻繁に認められ、状態に応じて治療または経過観察を行う必要がある。また、CBCTは、臨床的症状を有する上顎洞炎の診断および治療計画に有用である。

（Ritter L, et al. Oral Surg Oral Med Oral Pathol Oral Radiol Endod 2011;111(5):634-640.）

開業医のための口腔外科 重要キーワード12

⑨ Infection

感染

歯周炎（辺縁性歯周炎、根尖性歯周炎）や歯冠周囲炎は歯性感染症であり、ほとんどの場合は、抗菌薬の投与、原因歯性病変の処置（歯周治療、根管治療、咬合改善、抜歯など）により治癒する。しかしながら、不適切な処置、不適切な抗菌薬の使用、薬剤耐性菌による感染、糖尿病や副腎皮質ステロイド剤、免疫抑制剤、抗がん剤などの投与による免疫抑制状態の患者においては、歯性感染症が重篤な全身感染症に移行することがある。これらは、適切な診断・治療を行わないと死に至る場合もあり、関連各科と密な連携をとりながら、診断・治療にあたる必要がある。

（川又 均，千田雅之（著）. 重篤な歯性感染症への対応. In：日本口腔外科学会（編）. 別冊 ザ・クインテッセンス 一般臨床家，口腔外科医のための口腔外科ハンドマニュアル '14. 東京：クインテッセンス出版，2014；166-175. より引用改変）

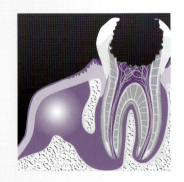

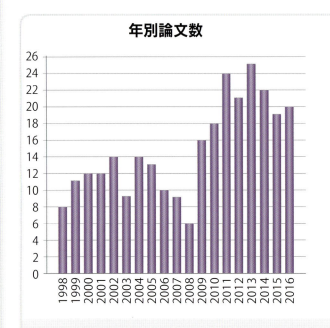

年別論文数

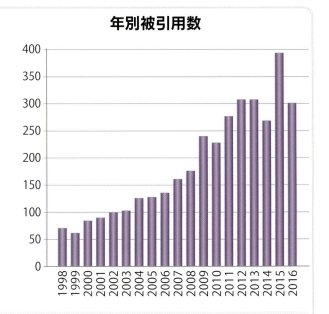

年別被引用数

検索キーワード
トピック：(odontogenic infection* OR oral infection*) NOT トピック：(periodont*)
NOT トピック：(photodynamic) NOT トピック：(radi*) NOT トピック：(infan*)

検索結果 **403**　被引用数の合計 **4,389**　平均引用数（論文ごと）**10.89**

2017年4月現在

トムソン・ロイターが選んだベスト20論文

順位	タイトル・和訳	2013年	2014年	2015年	2016年	合計引用数	平均引用数（1年ごと）
引用数 1位	Miller CS, Johnstone BM. Human papillomavirus as a risk factor for oral squamous cell carcinoma: A meta-analysis, 1982-1997. Oral Surg Oral Med Oral Pathol Oral Radiol Endod 2001;91(6):622-635. 口腔扁平上皮癌のリスクファクターとしてのヒトパピローマウイルス：メタ分析、1982-1997	15	13	13	19	244	14.35
引用数 2位	van Winkelhoff AJ, van Steenbergen TJ, de Graaff J. The role of black-pigmented Bacteroides in human oral infections. J Clin Periodontol 1988;15(3):145-155. ヒトの口腔感染における黒色色素産生性バクテロイデスの役割	1	1	1	1	234	7.8
引用数 3位	Jenkinson HF, Lamont RJ. Streptococcal adhesion and colonization. Crit Rev Oral Biol Med 1997; 8(2):175-200. 連鎖球菌の付着およびコロニー形成	11	8	9	5	164	7.81
引用数 4位	Wadachi R, Hargreaves KM. Trigeminal nociceptors express TLR-4 and CD14: A mechanism for pain due to infection. J Dent Res 2006;85(1):49-53. 三叉神経侵害受容器はTLR-4とCD14を発現する：感染による痛みのメカニズム	9	20	10	11	111	9.25
引用数 5位	Epstein JB, Vickars L, Spinelli J, Reece D. Efficacy of chlorhexidine and nystatin rinses in prevention of oral complications in leukemia and bone marrow transplantation. Oral Surg Oral Med Oral Pathol 1992;73(6):682-689. 白血病と骨髄移植の口腔併発症予防におけるクロルヘキシジンとナイスタチン含嗽の効果	3	1	2	2	104	4
引用数 6位	Ferretti GA, Ash RC, Brown AT, Largent BM, Kaplan A, Lillich TT. Chlorhexidine for prophylaxis against oral infections and associated complications in patients receiving bone marrow transplants. J Am Dent Assoc 1987;114(4):461-467. 骨髄移植を受けている患者における口腔感染と関連併発症予防のためのクロルヘキシジン	2	2	1	0	89	2.87
引用数 7位	Caglar E, Kargul B, Tanboga I. Bacteriotherapy and probiotics' role on oral health. Oral Dis 2005;11(3):131-137. 口腔衛生におけるバクテリオセラピーとプロバイオティクスの役割	5	4	7	2	76	5.85

トムソン・ロイターが選んだベスト20論文

	タイトル・和訳	2013年	2014年	2015年	2016年	合計引用数	平均引用数（1年ごと）
引用数 8位	Guggenheimer J, Moore PA, Rossie K, Myers D, Mongelluzzo MB, Block HM, Weyant R, Orchard T. Insulin-dependent diabetes mellitus and oral soft tissue pathologies: II. Prevalence and characteristics of Candida and Candidal lesions. Oral Surg Oral Med Oral Pathol Oral Radiol Endod 2000;89(5):570-576. インスリン依存性糖尿病および口腔軟組織病理：II. カンジダとカンジダ病変の有病率と特徴	3	4	3	3	72	4
引用数 9位	Bobetsis YA, Barros SP, Lin DM, Weidman JR, Dolinoy DC, Jirtle RL, Boggess KA, Beck JD, Offenbacher S. Bacterial infection promotes DNA hypermethylation. J Dent Res 2007;86(2):169-174. DNA過剰メチル化を促進する細菌感染	10	7	5	8	69	6.27
引用数 10位	Flynn TR, Shanti RM, Levi MH, Adamo AK, Kraut RA, Trieger N. Severe odontogenic infections, part 1: Prospective report. J Oral Maxillofac Surg 2006;64(7):1093-1103. 重症歯原性感染症、パート1：前向き報告	5	3	8	6	61	5.08
引用数 11位	Monse B, Heinrich-Weltzien R, Benzian H, Holmgren C, van Palenstein Helderman W. PUFA--An index of clinical consequences of untreated dental caries. Community Dent Oral Epidemiol 2010;38(1):77-82. PUFA - 未治療のう歯の臨床的重要性の指標	10	11	13	4	57	7.12
引用数 12位	Khemaleelakul S, Baumgartner JC, Pruksakorn S. Identification of bacteria in acute endodontic infections and their antimicrobial susceptibility. Oral Surg Oral Med Oral Pathol Oral Radiol Endod 2002;94(6):746-755. 急性歯内感染における細菌の同定とその抗菌薬感受性	6	2	4	4	56	3.5
引用数 13位	ten Cate JM, Klis FM, Pereira-Cenci T, Crielaard W, de Groot PW. Molecular and cellular mechanisms that lead to Candida biofilm formation. J Dent Res 2009;88(2):105-115. カンジダバイオフィルム形成をもたらす分子および細胞メカニズム	7	5	8	6	55	6.11
引用数 14位	Sabiston CB Jr, Gold WA. Anaerobic bacteria in oral infections. Oral Surg Oral Med Oral Pathol 1974;38(2):187-192. 口腔感染における嫌気性菌	0	0	0	0	52	1.18

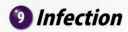

トムソン・ロイターが選んだベスト20論文

順位	タイトル・和訳	2013年	2014年	2015年	2016年	合計引用数	平均引用数（1年ごと）
引用数 15位	Hajishengallis G, Arce S, Gockel CM, Connell TD, Russell MW. Immunomodulation with enterotoxins for the generation of secretory immunity or tolerance: Applications for oral infections. J Dent Res 2005;84(12):1104-1116. 分泌性免疫もしくは耐性発生のためのエンテロトキシンによる免疫調節：口腔感染への応用	5	4	3	1	47	3.62
引用数 16位	Storoe W, Haug RH, Lillich TT. The changing face of odontogenic infections. J Oral Maxillofac Surg 2001;59(7):739-748. 歯原性感染の変化する側面	5	6	7	4	47	2.76
引用数 17位	Chakir J, Côté L, Coulombe C, Deslauriers N. Differential pattern of infection and immune response during experimental oral candidiasis in BALB/c and DBA/2 (H-2 d) mice. Oral Microbiol Immunol 1994;9(2):88-94. BALB／CおよびDBA／2 [H-2（D）]マウスの実験的口腔カンジダ症における感染および免疫反応の異なるパターン	1	0	0	0	46	1.92
引用数 18位	Peterson DE, Overholser CD. Increased morbidity associated with oral infection in patients with acute nonlymphocytic leukemia. Oral Surg Oral Med Oral Pathol 1981;51(4):390-393. 急性非リンパ性白血病患者における口腔感染の罹患率増大	1	0	2	2	44	1.19
引用数 19位	Dreizen S, Bodey GP, Valdivieso M. Chemotherapy-associated oral infections in adults with solid tumors. Oral Surg Oral Med Oral Pathol 1983;55(2):113-120. 成人の固形癌をもつ患者における化学療法関連口腔感染	0	1	0	0	37	1.06
引用数 20位	Baumgartner JC, Xia T. Antibiotic susceptibility of bacteria associated with endodontic abscesses. J Endod 2003;29(1):44-47. 歯内膿瘍に関連する細菌の抗菌薬感受性	3	3	4	4	36	2.4

Human papillomavirus as a risk factor for oral squamous cell carcinoma: A meta-analysis, 1982-1997.
口腔扁平上皮癌のリスクファクターとしてのヒトパピローマウイルス：メタ分析、1982-1997

Miller CS, Johnstone BM.

目的：ヒトパピローマウイルス（以下HPV）感染は、子宮頸癌の重要な危険因子である。しかし、口腔扁平上皮癌（以下OSCC）におけるHPV感染の役割は、明確に定義されていない。口腔癌の進行におけるこのウイルスの重要性を判断するために、われわれは、正常な口腔粘膜、口腔前癌組織、および口腔癌におけるHPV検出リスクについて、メタ分析を用いて推測した。

研究デザイン：MEDLINE（1980年1月～1998年8月）により、英文の雑誌に掲載された症例報告と臨床シリーズが検索された。レビュー記事もまた、追加の研究を特定するために調査された。正常な口腔粘膜（n=25）、良性白板症（n=21）、上皮内新生物、（すなわち異形成と上皮内癌、n=27）、そして口腔癌（n=94）に由来する組織または細胞におけるHPVを検出するために、生化学的、免疫学的、顕微鏡的、および分子解析を使用した。サンプルサイズ、年齢、性別、組織保存法（新鮮、凍結、パラフィン包埋）、測定法、プライマー増幅領域（初期、後期）、高リスク対低リスク遺伝子型、タバコやアルコールの使用についての情報は、1名の著者（C.S.M）によって抽出された。

結果：94のレポートの4680のデータがメタ分析に含まれた。測定感度の調節の有無にかかわらず、ランダム効果モデルを用いて行った分析は、正常な粘膜と比較して、前癌性および癌性の特徴を有する組織におけるHPVの検出確率を高めた。正常口腔粘膜（10.0%；95%信頼区間[CI]、6.1%～14.6%）におけるHPV検出の可能性は、良性白板症（22.2%；95% CI、15.7%～29.9%）、上皮内新生物（26.2%；95% CI、19.6%～33.6%）、疣贅癌（29.5%；95% CI、23%～36.8%）、およびOSCC（46.5%；95% CI、37.6%～55.5%）に比べて、有意に低かった。測定感度の違いによる所見の調整は、これらの推定値は控えめかもしれないことを示した。全体的に、HPVは、前癌性口腔粘膜において検出される可能性が2～3倍高く、口腔癌において検出される可能性が正常粘膜よりも4.7倍高かった。正常粘膜とOSCCにおける、HPVの有病率を直接比較したサブセット研究のプール化オッズ比は5.37であり、全体のサンプルで観察される傾向が確認された。OSCCにおける高リスクHPVを検出する確率は、低リスクHPVの2.8倍であった。

結論：このメタ分析は、口腔異形成および癌性上皮において、HPVが検出される頻度が、正常口腔粘膜と比較して高いことを示している。この所見は、特に高リスク遺伝子型をともなうHPVの口腔感染が、OSCCの重要な独立した危険因子であるというさらなる定量的証拠を提供する。

(Oral Surg Oral Med Oral Pathol Oral Radiol Endod 2001;91(6):622-635.)

OBJECTIVE: Human papillomavirus (HPV) infection is a significant risk factor for uterine cervical carcinoma. However, the role of HPV infection in oral squamous cell carcinoma (OSCC) is less well defined. To determine the significance of the relationship of this virus in the progressive development of oral cancer, we estimated the risk of HPV detection in normal oral mucosa, precancerous oral tissue, and oral carcinoma using meta-analysis.
STUDY DESIGN: Case reports and clinical series published in English-language journals were retrieved by searching MEDLINE (January 1980-August 1998). Review articles were also examined to identify additional studies. Studies that used biochemical, immunologic, microscopic, or molecular analyses to detect HPV in tissue or cells derived from normal oral mucosa (n = 25), benign leukoplakia (n = 21), intraepithelial neoplasia (ie, dysplasia and carcinoma in situ; n = 27), and oral cancer (n = 94) were included in the meta-analysis. Information on sample size, age, sex, method of tissue preservation (ie, fresh, frozen, paraffin-embedded), assay, primer amplification region (early, late), high-risk versus low-risk genotype, and use of tobacco or alcohol was abstracted by one author (C.S.M.).
RESULTS: Data from 94 reports that analyzed 4680 samples were included in the meta-analysis. Analyses made by means of a random-effects model with and without adjustments for assay sensitivity showed increased probability of HPV detection in tissue with precancerous and cancerous features compared with normal mucosa. The likelihood of detecting HPV in normal oral mucosa (10.0%; 95% confidence interval [CI], 6.1%-14.6%) was significantly less than of detecting benign leukoplakia (22.2%; 95% CI, 15.7%-29.9%), intraepithelial neoplasia (26.2%; 95% CI, 19.6%-33.6%), verrucous carcinoma (29.5%; 95% CI, 23%-36.8%), and OSCC (46.5%; 95% CI, 37.6%-55.5%). Adjustment of findings for differences in assay sensitivity indicated that these estimates may be conservative. Overall, HPV was between 2 and 3 times more likely to be detected in precancerous oral mucosa and 4.7 times more likely to be detected in oral carcinoma than in normal mucosa. The pooled odds ratio for the subset of studies directly comparing the prevalence of HPV in normal oral mucosa and OSCC was 5.37, confirming the trend observed in the overall sample. The probability of detecting high-risk HPVs in OSCCs was 2.8 times greater than that of low-risk HPVs.
CONCLUSION: This meta-analysis indicates that HPV is detected with increased frequency in oral dysplastic and carcinomatous epithelium in comparison with normal oral mucosa. The findings provide further quantitative evidence that oral infection with HPV, particularly with high-risk genotypes, is a significant independent risk factor for OSCC.

Streptococcal adhesion and colonization.
連鎖球菌の付着およびコロニー形成

Jenkinson HF, Lamont RJ.

　ストレプトコッカス（*Streptococci*）は、哺乳動物宿主内の自然環境に存在する、基質への付着を容易にする細胞表面上のアドヘシンを発現する。そのような無差別な結合能力の結果として、連鎖球菌細胞は、唾液糖タンパク質、細胞外マトリックスと血清成分、宿主細胞、および他の微生物細胞を含む基質に次々と接着する可能性がある。連鎖球菌付着相互作用の多様性は、少なくとも部分的には、ヒトの口腔および上皮表面へのコロニー形成を説明する。接着はコロニー形成を容易にし、組織侵襲、免疫調節、および疾患の進行の前兆となる。ストレプトコッカスアドヘシンおよび病原性関連因子の多くは、アミノ酸の反復配列ブロックを含む細胞壁関連タンパク質である。ブロックおよびタンパク質の非反復領域内の線状配列は、基質結合に関与している。連鎖球菌のこれらのタンパク質の配列および機能は、細菌集団間の遺伝子複製および水平伝播によって分類された。試験管内結合測定により同定され特徴づけられたいくつかのアドヘシンは、コロニー形成および病原性に使用される動物モデルによって、生体内でのその発現および機能について分析された。それらの生体内機能に関連するアドヘシンの分子構造の情報は、将来的な連鎖球菌の定着と疾患の制御、または予防のための、新規無細胞ワクチン、組換え抗体、および接着アゴニストの合理的な設計を可能にする。

（Crit Rev Oral Biol Med 1997; 8 (2):175-200.）

Streptococci express arrays of adhesins on their cell surfaces that facilitate adherence to substrates present in their natural environment within the mammalian host. A consequence of such promiscuous binding ability is that streptococcal cells may adhere simultaneously to a spectrum of substrates, including salivary glycoproteins, extracellular matrix and serum components, host cells, and other microbial cells. The multiplicity of streptococcal adherence interactions accounts, at least in part, for their success in colonizing the oral and epithelial surfaces of humans. Adhesion facilitates colonization and may be a precursor to tissue invasion and immune modulation, events that presage the development of disease. Many of the streptococcal adhesins and virulence-related factors are cell-wall-associated proteins containing repeated sequence blocks of amino acids. Linear sequences, both within the blocks and within non-repetitive regions of the proteins, have been implicated in substrate binding. Sequences and functions of these proteins among the streptococci have become assorted through gene duplication and horizontal transfer between bacterial populations. Several adhesins identified and characterized through in vitro binding assays have been analyzed for in vivo expression and function by means of animal models used for colonization and virulence. Information on the molecular structure of adhesins as related to their in vivo function will allow for the rational design of novel acellular vaccines, recombinant antibodies, and adhesion agonists for the future control or prevention of streptococcal colonization and streptococcal diseases.

Trigeminal nociceptors express TLR-4 and CD14: A mechanism for pain due to infection.

三叉神経侵害受容器はTLR-4とCD14を発現する：感染による痛みのメカニズム

Wadachi R, Hargreaves KM.

　特定の細菌種は、歯原性感染に起因する疼痛の危険因子であると思われるが、この効果を媒介する潜在的なメカニズムはあまり知られていない。この研究で、われわれは、三叉神経侵害受容ニューロンがTLR4またはCD14受容体を発現し、そして、感覚ニューロンが、リポ多糖類（以下LPS）などの細菌性物質の組織レベルを検出し応答しうるという仮説を検証した。ヒトおよびラット三叉神経ニューロンの免疫組織化学的分析は、侵害受容器のカプサイシン感受性サブクラス（TRPV1の発現によって定義されるカプサイシン受容体）がTLR4およびCD14の両方を発現することを実証した。さらに、う蝕病変を有する患者から採取したヒト歯髄は、末梢感覚ニューロンのマーカーとともに、TLR4およびCD14の共局在を実証した。まとめると、これらの研究は、三叉神経侵害受容器のカプサイシン感受性サブクラスがTLR4およびCD14を発現することを示している。これらの結果は、細菌感染による疼痛が、LPSのような細菌産物による侵害受容器の直接活性化により生じるかもしれないことを示す。

（J Dent Res 2006;85(1):49-53.）

Although certain bacterial species appear to be risk factors for pain due to odontogenic infections, comparatively little is known about the potential mechanisms mediating this effect. In this study, we tested the hypothesis that trigeminal nociceptive neurons express the TLR4 or CD14 receptors, thus enabling sensory neurons to detect and respond to tissue levels of bacterial substances such as lipopolysaccharide (LPS). Immunohistochemical analyses of human and rat trigeminal neurons demonstrated that a capsaicin-sensitive subclass of nociceptors (defined by expression of TRPV1, a capsaicin receptor) expresses both TLR4 and CD14. Moreover, human dental pulp collected from patients with caries lesions demonstrated co-localization of TLR4 and CD14, with markers of peripheral sensory neurons. Collectively, these studies indicate that the capsaicin-sensitive subclass of trigeminal nociceptors expresses TLR4 and CD14. These results indicate that pain due to bacterial infections may result, in part, from direct activation of nociceptors by bacterial products such as LPS.

Insulin-dependent diabetes mellitus and oral soft tissue pathologies: II. Prevalence and characteristics of Candida and Candidal lesions.

インスリン依存性糖尿病および口腔軟組織の病理：
II. カンジダとカンジダ病変の有病率と特徴

Guggenheimer J, Moore PA, Rossie K, Myers D, Mongelluzzo MB, Block HM, Weyant R, Orchard T.

目的： インスリン依存性糖尿病（以下 IDDM）患者における Candida albicans の有病率、およびカンジダの経口感染を評価すること。

研究デザイン： この横断研究は、IDDM 患者405名および非糖尿病対照患者268名における、カンジダ症の有病率を比較したものである。評価には、カンジダ症の臨床的な出現、および舌背正中後方からの細胞学的塗抹標本におけるカンジダ仮性菌糸の定量的測定が含まれていた。

結果： IDDM を有する被験者のほうが、IDDM のない対照被験者よりも（15.1% vs 3.0%）、正中菱形舌炎、義歯性口内炎、および口角口唇炎を含むカンジダ症の臨床症状を有することが判明した。また、IDDM 被験者は、細胞学的塗抹標本において、仮性菌糸数 >10 / cm^2（7.1% vs 0.8%；P<.0001）と同様に、何らかのカンジダ仮性菌糸を持っている傾向にあった（23.0% vs 5.7%；P<.0001）。正中菱形舌炎を有する糖尿病被験者は、IDDM の罹患期間が長く、腎症および網膜症の合併症を有する可能性がより高かった。義歯性口内炎は、喫煙、網膜症、多いカンジダ菌数、血糖値のコントロール不良、IDDM の罹患時間に関連していた。多変量回帰分析では、IDDM の被験者におけるカンジダ仮性菌糸の存在と、有意に関連する３つの要因が見い出された：喫煙（オッズ比２：４）、義歯の使用（オッズ比２：３）、糖化ヘモグロビンのレベル（オッズ比１：９）。抗菌薬、免疫抑制剤、または副作用のある薬物の使用は、カンジダの存在に関連していなかった。

結論： カンジダ仮性菌糸および口腔軟組織の口腔カンジダ症出現は、糖尿病のない対照被験者よりも IDDM の被験者においてより一般的であった。カンジダ仮性菌糸の存在は、喫煙、義歯の使用、および血糖コントロールの不良と有意に関連していた。

（Oral Surg Oral Med Oral Pathol Oral Radiol Endod 2000;89(5):570-576.）

OBJECTIVE: To assess the prevalence of Candida albicans and oral infection with Candida in patients with insulin-dependent diabetes mellitus (IDDM).
STUDY DESIGN: This cross-sectional study compared the prevalence of candidiasis in 405 subjects with IDDM and 268 nondiabetic control subjects. Assessments included evidence of clinical manifestations of candidiasis and a quantitative measure of Candida pseudohyphae in a cytologic smear from the midline posterior dorsal tongue.
RESULTS: More subjects with IDDM than control subjects without IDDM (15.1% vs 3.0%) were found to have clinical manifestations of candidiasis, including median rhomboid glossitis, denture stomatitis, and angular cheilitis. IDDM subjects were also more likely to have any Candida pseudohyphae in their cytologic smears (23.0% vs 5.7%; P <.0001), as well as pseudohyphae counts of >10/cm(2) (7.1% vs 0.8%; P <.0001). Diabetic subjects with median rhomboid glossitis were more likely to have a longer duration of IDDM and complications of nephropathy and retinopathy. Denture stomatitis was associated with smoking, retinopathy, higher Candida counts, poor glycemic control, and longer duration of IDDM. A multivariate regression analysis found 3 factors to be significantly associated with the presence of Candida pseudohyphae in the subjects with IDDM: current use of cigarettes (odds ratio, 2:4), use of dentures (odds ratio, 2:3), and elevated levels of glycosylated hemoglobin (odds ratio, 1:9). The use of antimicrobials, immunosuppressants, or drugs with xerostomic side effects was not related to the presence of Candida.
CONCLUSIONS: Candida pseudohyphae and oral soft tissue manifestations of candidiasis were more prevalent in subjects with IDDM than in control subjects without diabetes. The presence of Candida pseudohyphae was significantly associated with cigarette smoking, use of dentures, and poor glycemic control.

DNA過剰メチル化を促進する細菌感染

　C. rectus や P. gingivalis などの細菌によって引き起こされる母体口腔感染は、胎盤や胎児の感染、および炎症の潜在的な原因として関与し、早期分娩や成長制限の相対リスクが増加する。子宮内成長の制限は、口腔微生物に感染したさまざまな動物モデルにおいても報告されている。感染した成長制限されたマウスの胎盤組織を分析すると、インプリンティング Igf 2 遺伝子の発現低下が見出された。DNAメチル化の変化を介したインプリンティング遺伝子のエピジェネティックな修飾は、胎児の成長および発達プログラミングにおいて重要な役割を果たす。われわれは、C. rectus 感染が、マウス胎盤 Igf 2 メチル化パターンの変化を媒介するか否かを評価し、感染が Igf 2 遺伝子のプロモーター領域 -P 0 における過剰メチル化を誘導することを見出した。エピジェネティックな変化と感染を相関させるこの新たな知見は、環境シグナルを胎盤表現型に結びつけ、発達に影響を及ぼすメカニズムを提供する。

（Bobetsis YA, et al. J Dent Res 2007;86(2):169-174.）

重症歯原性感染症、パート1：前向き報告

目的：この研究の目的は、重度の歯原性感染症（以下 OI）を有する一連の患者を前向きに評価することである。

患者および方法：この研究において、歯内感染症を有する入院患者37名は、静脈内ペニシリン（以下 PCN）（アレルギーの場合を除く）、および切開と排膿術で治療された。標準化されたデータ収集には、人口統計、入院前、時間関連、術前、解剖学的、治療、微生物学、および併発症の情報が含まれていた。適切な記述統計が算出された。

結果：サンプルは37名（女性38％）であり、平均年齢は34.9歳であった。3名の被験者（8％）が免疫不全疾患を有していた。う蝕は最も頻度の高い歯科疾患（65％）であり、下顎第三大臼歯はもっとも頻繁に関与する歯（68％）であった。開口障害と嚥下障害は、70％以上の症例で認められた。咀嚼筋、下顎周囲（顎下、オトガイ下および／または舌下）、および咽頭周囲（側咽頭、後咽頭および／または前気管）隙は、それぞれ78％、60％および43％の症例で感染した。膿瘍は76％の症例にみられた。単離した全菌株の19％および感受性データを有する患者の54％において、PCN 耐性菌が同定された。21％の症例で PCN 治療が失敗し、8％で再手術が必要とされた。入院期間は5.1±3.0日であった。死亡は発生しなかった。

結論：この試験は、PCN 治療の失敗をもたらす PCN 耐性が、この対象群において許容できないほど高かったことを示した。OI を有する入院患者では、クリンダマイシンなどの代替抗生物質が考慮されるべきである。咀嚼筋隙の感染は以前の報告よりはるか頻繁に発生した。開口障害および嚥下障害は、重度の OI の重要な指標として評価されるべきである。

（Flynn TR, et al. J Oral Maxillofac Surg 2006;64(7):1093-1103.）

Infection

急性歯内感染における細菌の同定とその抗菌薬感受性

目的： この研究の目的は、急性歯内膿瘍／蜂窩織炎由来の細菌叢の構成と、それらの抗菌薬感受性を特定することである。

研究デザイン： 急性歯内膿瘍／蜂窩織炎を有する17名の患者からの膿は、針吸引によって採取され、嫌気性条件下で処理された。細菌は単離され、生化学的または分子学的方法によって同定された。単離された細菌の抗菌薬感受性は、Etestを用いて決定された。

結果： すべての17の吸引物は、混在する微生物を含んでいた。合計127株の細菌を単離した。127株のうち、80株は嫌気性菌であり、47株は好気性菌であった。1試料あたりの平均菌株数は7.5（範囲：3〜13）であった。生存細菌の平均数は、6.37×10^7（範囲：10^4〜10^7）コロニー形成単位／mLであった。偏性嫌気性菌および微好気性菌が、82％（14/17）の症例において有意細菌であった。もっとも頻繁に遭遇する細菌の属は、*Prevotella* および *Streptococcus* であった。*Prevotella* および *Peptostreptococcus* は、混在した状態が有意であることがしばしば見出された。*Prevotella* と *Streptococcus* の組み合わせは、53％（9/17）に発見された。以前に報告された未培養 *Prevotella* クローンPUS9.180がしばしば同定された。この研究において、細菌の各抗生物質に対する感受性あり／中間のパーセンテージは、ペニシリンV、81％（95/118）；メトロニダゾール、88％（51/58）；アモキシシリン、85％（100/118）；アモキシシリン＋クラブラン酸、100％（118/118）；クリンダマイシン、89％（105/118）であった。

結論： この結果は、急性歯内膿瘍／蜂窩織炎における、嫌気性細菌の有意な混合感染の存在を確認する。頻繁な未培養 *Prevotella* クローンPUS9.180の同定は、急性歯内感染におけるこの *Prevotella* 属の重要な役割を示唆している。ペニシリンVは、依然として急性歯内感染から単離された細菌の大部分に対して抗菌活性を有する。しかし、ペニシリンV療法が有効でない場合、ペニシリンVと、メトロニダゾール、アモキシシリン、またはクラブラン酸との併用が推奨される。クリンダマイシンに切り替えることも別の良い選択肢である。

（Khemaleelakul S, et al. Oral Surg Oral Med Oral Pathol Oral Radiol Endod 2002;94(6):746-755.）

歯内膿瘍に関連する細菌の抗菌薬感受性

　歯内感染症を治療するための抗菌薬は、以前に発表された感受性試験に基づいて日常的に処方されている。バクテリアが、現在推奨されている抗菌薬に対する耐性を増加させるという懸念が高まっている。この調査の目的は、最近歯内感染症から分離された細菌の抗菌薬感受性試験を行うことである。この研究の細菌は、歯内膿瘍の針で無菌的に吸引され、培養され、種レベルで同定された。98種の細菌それぞれは、Etestによる6種の抗菌薬への感受性について試験された。抗菌薬は、ペニシリンV、アモキシシリン、アモキシシリン＋クラブラン酸、クリンダマイシン、メトロニダゾール、およびクラリスロマイシンであった。98種の感受性率は、ペニシリンV：83/98（85％）、アモキシシリン：89/98（91％）、アモキシシリン＋クラブラン酸：98/98（100％）、クリンダマイシン：94/98（96％）、メトロニダゾール：44/98（45％）であった。メトロニダゾールは細菌耐性が最も大きかった。しかし、ペニシリンVまたはアモキシシリンと併用すると、その感受性は、それぞれ93％および99％に増加した。クラリスロマイシンは有効性を有すると思われるが、最小発育阻害濃度が確立されていないため、依然として調査中の抗菌薬と考えられている。

（Baumgartner JC, et al. J Endod 2003;29(1):44-47.）

開業医のための口腔外科 重要キーワード12

⑩ Autotransplantation
自家歯牙移植

自家歯牙移植とは、外傷、先天的欠損、う蝕や歯周病などにより生じる歯の欠損に対して、第三大臼歯、埋伏歯、過剰歯、転位歯などの非機能歯を外科的に移植する手法である。実際の臨床においては、さまざまな条件の移植歯を、さまざまな移植床に移植する場面が想定される。まずは、移植歯が存在し、移植歯と移植床のサイズや根形態、移植床周囲骨の条件などの一定条件をクリアすることはもとより、移植歯の処理方法、固定方法など、予後を左右するさまざまな条件の検討を要する。自家歯牙移植を計画する際には、適応症をはじめ、その予後の判断材料や術式などについて事前の綿密な検討と、患者への長期予後などの十分な説明が重要である。

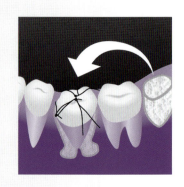

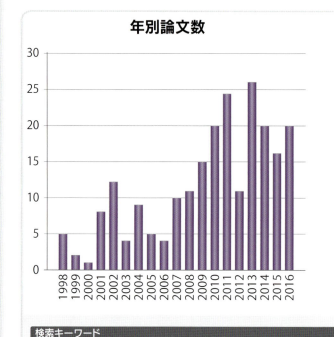

年別論文数

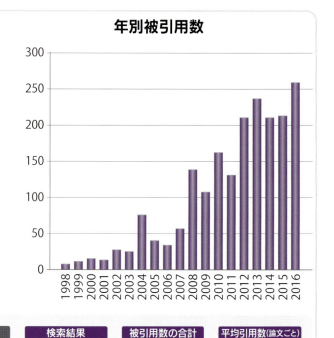

年別被引用数

検索キーワード
トピック：(autotransplantation and tooth)

検索結果 **248**
被引用数の合計 **2,098**
平均引用数(論文ごと) **8.46**

2017年4月現在

Autotransplantation

トムソン・ロイターが選んだベスト**20**論文

順位	タイトル・和訳	2013年	2014年	2015年	2016年	合計引用数	平均引用数（1年ごと）
引用数 1位	Czochrowska EM, Stenvik A, Bjercke B, Zachrisson BU. Outcome of tooth transplantation: Survival and success rates 17-41 years post-treatment. Am J Orthod Dentofacial Orthop 2002;121(2):110-119. 歯牙移植の結果について：治療17〜41年経過後の正着と成功率	6	7	4	8	72	4
引用数 2位	Tsukiboshi M. Autotransplantation of teeth: Requirements for predictable success. Dent Traumatol 2002;18(4):157-180. 歯牙自家移植：予測可能な成功要件	16	11	11	13	109	6.81
引用数 3位	Czochrowska EM, Stenvik A, Album B, Zachrisson BU. Autotransplantation of premolars to replace maxillary incisors: A comparison with natural incisors. Am J Orthod Dentofacial Orthop 2000;118(6):592-600. 上顎切歯への小臼歯移植：天然切歯との比較	19	11	9	9	121	7.56
引用数 4位	Lundberg T, Isaksson S. A clinical follow-up study of 278 autotransplanted teeth. Br J Oral Maxillofac Surg 1996;34(2):181-185. 自家移植278歯の臨床的経過観察研究	7	1	7	7	65	2.95
引用数 5位	Kim E, Jung JY, Cha IH, Kum KY, Lee SJ. Evaluation of the prognosis and causes of failure in 182 cases of autogenous tooth transplantation. Oral Surg Oral Med Oral Pathol Oral Radiol Endod 2005;100(1):112-119. 自家歯牙移植182歯における失敗の予後と原因の評価	10	6	6	3	58	4.46
引用数 6位	Jonsson T, Sigurdsson TJ. Autotransplantation of premolars to premolar sites. A long-term follow-up study of 40 consecutive patients. Am J Orthod Dentofacial Orthop 2004;125(6):668-675. 小臼歯部への小臼歯自家歯牙移植．継続的な40例の長期経過観察	11	4	1	4	53	3.79
引用数 7位	Kallu R, Vinckier F, Politis C, Mwalili S, Willems G. Tooth transplantations: A descriptive retrospective study. Int J Oral Maxillofac Surg 2005;34(7):745-755. 歯牙移植：記述的後ろ向き研究	4	5	6	5	50	3.85

トムソン・ロイターが選んだベスト20論文

	タイトル・和訳	2013年	2014年	2015年	2016年	合計引用数	平均引用数（1年ごと）
引用数 8位	Zachrisson BU, Stenvik A, Haanaes HR. Management of missing maxillary anterior teeth with emphasis on autotransplantation. Am J Orthod Dentofacial Orthop 2004;126(3):284-288. 自家移植に重点をおいた喪失上顎前歯の管理	7	4	6	5	46	3.29
引用数 9位	Lee SJ, Jung IY, Lee CY, Choi SY, Kum KY. Clinical application of computer-aided rapid prototyping for tooth transplantation. Dent Traumatol 2001;17(3):114-119. 歯牙移植のためのコンピュータ支援急速プロトタイピングの臨床応用	6	5	4	7	45	2.65
引用数 10位	Czochrowska EM, Stenvik A, Zachrisson BU. The esthetic outcome of autotransplanted premolars replacing maxillary incisors. Dent Traumatol 2002;18(5):237-245. 上顎前歯部に自家移植された小臼歯の審美的成果	2	3	2	5	43	2.69
引用数 11位	Filippi A, Pohl Y, von Arx T. Treatment of replacement resorption with Emdogain--preliminary results after 10 months. Dent Traumatol 2001;17(3):134-138. エムドゲインによる吸収置換療法 -10ヵ月経過時の予備的結果	1	0	2	0	35	2.06
引用数 12位	Mejàre B, Wannfors K, Jansson L. A prospective study on transplantation of third molars with complete root formation. Oral Surg Oral Med Oral Pathol Oral Radiol Endod 2004;97(2):231-238. 根完成第三大臼歯の移植における前向き研究	6	3	4	1	33	2.36
引用数 13位	Bauss O, Schilke R, Fenske C, Engelke W, Kiliaridis S. Autotransplantation of immature third molars: Influence of different splinting methods and fixation periods. Dent Traumatol 2002;18(6):322-328. 未成熟第三大臼歯の自家移植：異なる分割法と固定期間の影響	2	5	1	5	33	2.06
引用数 14位	Kvint S, Lindsten R, Magnusson A, Nilsson P, Bjerklin K. Autotransplantation of teeth in 215 patients. A follow-up study. Angle Orthod 2010;80(3):446-451. 215例の患者における自家歯牙移植．追跡調査．	7	5	3	6	32	4

10 Autotransplantation

トムソン・ロイターが選んだベスト20論文

	タイトル・和訳	2013年	2014年	2015年	2016年	合計引用数	平均引用数(1年ごと)
引用数 15位	Laureys W, Beele H, Cornelissen R, Dermaut L. Revascularization after cryopreservation and autotransplantation of immature and mature apicoectomized teeth. Am J Orthod Dentofacial Orthop 2001;119(4):346-352. 凍結保存後の血管再生と歯根端切除を行った成熟あるいは未成熟な歯の自家移植	1	3	2	0	30	1.76
引用数 16位	Paulsen HU, Andreasen JO. Eruption of premolars subsequent to autotransplantation. A longitudinal radiographic study. Eur J Orthod 1998;20(1):45-55. 自家移植後の小臼歯の萌出：縦断的なX線調査	3	3	2	2	30	1.5
引用数 17位	Schwartz O, Rank CP. Autotransplantation of cryopreserved tooth in connection with orthodontic treatment. Am J Orthod Dentofacial Orthop 1986;90(1):67-72. 矯正治療につながる凍結保存歯の自家移植	1	2	2	0	30	0.94
引用数 18位	Akiyama Y, Fukuda H, Hashimoto K. A clinical and radiographic study of 25 autotransplanted third molars. J Oral Rehabil 1998;25(8):640-644. 自家歯牙移植第三大臼歯25例の臨床およびX線画像調査	6	2	1	1	29	1.45
引用数 19位	Lee SY, Chiang PC, Tsai YH, Tsai SY, Jeng JH, Kawata T, Huang HM. Effects of cryopreservation of intact teeth on the isolated dental pulp stem cells. J Endod 2010;36(8):1336-1340. 単離された歯髄幹細胞が損傷を受けていない歯の冷凍保存効果	3	5	6	4	28	3.5
引用数 20位	Bergendal B. Prosthetic habilitation of a young patient with hypohidrotic ectodermal dysplasia and oligodontia: A case report of 20 years of treatment. Int J Prosthodont 2001;14(5):471-479. 無汗性外胚葉形成異常症と歯牙形成不全の若年患者における補綴治療：20年にわたる治療の1例報告	3	3	2	0	28	1.65

Outcome of tooth transplantation: Survival and success rates 17-41 years posttreatment.

歯牙移植の結果について：治療17～41年経過後の正着と成功率

Czochrowska EM, Stenvik A, Bjercke B, Zachrisson BU.

　10年を超えて移植された歯の追跡調査を報告した文献はない。本論文は、歯肉および歯周状態を含む長期的転帰と、患者の治療に対する姿勢や結果について述べる。対象は少なくとも過去17年間、ノルウェーのオスロ大学歯科矯正科のファイルで調査可能なすべての患者で構成された（28例）。歯の動揺、プラークおよび歯肉炎指数、プロービング時のポケット深度の測定に対し、確立した臨床基準が用いられた。標準化されたX線撮影が、疾患、歯髄閉塞、根長を評価するために用いられた。同様の記録が、移植歯の最初にあった部位の正に同じ対側部位の歯からも得られた。治療の成功を決定するための基準が確立された。すべての患者は、ビジュアルアナログスケールを用いて、治療に関する質問に返答した。手術時の平均年齢は11.5歳で、観察期間の中間値は26.4年（範囲、17～41年）であった。28例の患者中で移植された33歯のうち3歯は、それぞれ9、10、29年後に喪失した。したがって、われわれが検査した25例の患者における30歯は、90％の残存率を獲得した。2例の移植歯が癒着し、そして他の2例は提案した基準を満たさないため、成功率は79％であった。患者の治療に対する理解はおおむね好意的であった。彼らの唯一の躊躇は、手術時における若干の不快感であった。歯根部分的完成時に自家移植された歯の成功率や残存率は、欠損歯を補うための代替治療の長期展望に匹敵する、と結論づけられた。

（Am J Orthod Dentofacial Orthop 2002;121(2):110-119.）

The literature contains no follow-up studies of transplanted teeth with mean observation times exceeding 10 years. This article describes long-term outcomes, including gingival and periodontal conditions, and the patients' attitudes about treatment and outcome. The material comprised all accessible patients in the files of the Department of Orthodontics, University of Oslo, Norway, on whom treatment had been performed at least 17 years ago (n = 28). Established clinical criteria were used to assess tooth mobility, plaque and gingival indexes, and probing pocket depth. Standardized radiography was used to evaluate the presence of pathology, pulp obliteration, and root length. Similar recordings were obtained from the in situ tooth contralateral to the initial position of the grafted tooth. Criteria for determining treatment success were established. All patients responded to questions about their treatment using visual analogue scales. The mean age at surgery was 11.5 years, and the mean observation period was 26.4 years (range, 17-41 years). Of the 33 teeth transplanted in the 28 patients, 3 teeth were lost after 9, 10, and 29 years, respectively. Therefore, the 30 teeth in the 25 patients we examined yielded a survival rate of 90%. The success rate was 79% because 2 transplants had ankylosed, and 2 others failed to fulfill the proposed criteria. The patients generally responded very favorably regarding their perception of the treatment. Their only hesitation was related to some discomfort during surgery. It was concluded that survival and success rates for teeth autotransplanted when the root is partly developed compare favorably in a long-term perspective with other treatment modalities for substituting missing teeth.

Autotransplantation

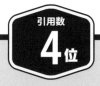

A clinical follow-up study of 278 autotransplanted teeth.

自家移植278歯の臨床的経過観察研究

Lundberg T, Isaksson S.

　この非盲検試験は6年間、自家移植された歯の結果（経過）を調査するために実施された。被験者は1986年9月から1992年8月の6年間に自家移植を受けた296例の患者で、結果は歯根形成、咬合、歯内および歯周の併発症について評価された。不十分な記載やX線像（n=3）、追跡不能（n=15）のため、18症例は除外された。根尖閉鎖群および根尖開口（開存）群にグループ分けがなされ、6ヵ月〜5年間の追跡調査が実施された。先天性歯牙欠損は根尖開口（開存）グループ158歯（77％）で手術適応であったが、根尖閉鎖グループではわずか10歯（14％）が適応となり、一方、う蝕やそれに関連する疾患では、根尖閉鎖グループの方がもっとも一般的に手術が行われた（20歯、10％と比較し、45歯、61％）。24歯の完全な失敗があり、それぞれの群で12歯だった。（P<0.01）。7歯のみは完全な根形成が認められ、そして、159歯は不完全な成長を示した。根尖開口（開存）群において、112歯は咬合接触状態で、4歯は重篤な低位咬合のために抜歯となった。根尖閉鎖群においては10例が低位咬合があったが、いずれも治療を必要としなかった。7歯の歯髄壊死が根尖開口（開存）群中にあり、そのうち4歯は抜歯を必要とした。根尖閉鎖群の2歯は、歯内療法学的理由のために抜歯された。1歯のみ（根尖閉鎖群）は、歯周病学的理由により抜歯を余儀なくされた。自家歯牙移植は、根尖開口（開存）および根尖閉鎖移植歯の予後良好な信頼できる方法である。本手技は、先天性歯牙欠損の病因が何に起因しても適用が可能であり、そして、適したドナー歯が存在した際には考慮するべき価値がある。

（Br J Oral Maxillofac Surg 1996;34(2):181-185.）

This open study was undertaken to investigate the outcome of autotransplanted teeth over a 6-year period. The subjects were 296 patients who underwent autotransplantation in the 6-year period September 1986-August 1992 and outcome was measured by considering root formation, occlusion endodontal and periodontal complications. 18 patients were excluded because of inadequate notes or radiographs (n = 3) or because they were lost to follow-up (n = 15). The groups were divided into open apex and closed apex, and duration of follow up was 6 months-5 years. Aplasia was the indication for operation in 158 (77 percent) of the open apex group but only 10 (14 percent) of the closed apex group, whereas caries and associated disease was the most common in the latter (n = 45, 61 percent compared with 20, 10 percent). There were 24 complete failures, 12 in each group ($p <0.01$). Only 7 teeth in total developed full roots, and 159 showed incomplete growth. In the open apex group 112 teeth were in occlusal contact and 4 were extracted for severe infraocclusion. In the closed apex group there were 10 cases of mild infraocclusion, none of which required treatment. There were 7 cases of pulp necrosis in the open apex group, 4 of which required extraction. Two teeth in the closed apex group were extracted for endodontic reasons. Only 1 tooth (in the closed apex group) had to be extracted for periodontal reasons. Autotransplantation is a reliable method with a good prognosis for donor teeth with both open and closed apexes. The technique is applicable whatever the aetiology of the agenesis, and is worthy of consideration should there be a suitable donor tooth.

Evaluation of the prognosis and causes of failure in 182 cases of autogenous tooth transplantation.

自家歯牙移植182歯における失敗の予後と原因の評価

Kim E, Jung JY, Cha IH, Kum KY, Lee SJ.

目的：自家移植はドナー歯の条件が合えば、歯が喪失した際の治療の現実的な選択肢である。本研究の目的は、182の自家移植歯において、失敗の原因に加えて予後を評価することである。

研究デザイン：合計182例の自家移植が分析された。すべての移植は、コンピュータ支援の急速プロトタイピング技術によって、平均7.58分の口腔外暴露時間で実施された。これらの症例は、手術後2～60ヵ月間追跡された。予後は4つの群すなわち、完全治癒、不完全治癒、不確かな治癒と失敗に分類された。初期安定性、歯根吸収と癒着も分析された。

結果：大部分の移植された歯は、手術後の2ヵ月から8ヵ月の間に完全治癒した。初期安定性が良好であった移植歯は、初期安定性が不良であった移植歯と比較して良好な初期治癒を示した。初期に良好な安定が得られた移植歯は、不安定であった症例と比較して良好な初期治癒を示した。平均口腔外暴露の時間は7.58分であった（範囲：抜歯直後より25分まで）。
本研究期間中において、根吸収（4例、2.4％）あるいは癒着（18例、10.7％）と口腔外暴露時間との間に相関はなかった（$P>.05$）。9例（4.5％）は失敗であった。

結論：本研究は、短期から中期間の経過観察期間においては4.5％の失敗率を示した。自家移植は口腔外暴露時間と他の因子がよく制御されるならば、喪失した歯の置換法として非常に有用な方法である。

(Oral Surg Oral Med Oral Pathol Oral Radiol Endod 2005;100(1):112-119.)

OBJECTIVES: Autotransplantation is a viable option for treating missing teeth when a donor tooth is available. The aim of this study was to evaluate the prognosis in addition to the causes of failure in 182 autotransplanted teeth.
STUDY DESIGN: A total of 182 cases of autotransplantation were analyzed. All the transplants were performed according to a computer-aided rapid prototyping technique with an average extraoral time of 7.58 minutes. These cases were followed for 2 to 60 months after surgery. The prognosis was divided into 4 groups, complete healing, incomplete healing, uncertain healing, and failure. The initial stability, root resorption, and ankylosis were also analyzed.
RESULTS: Most transplanted teeth showed complete healing between postoperative 2 months and 8 months. The transplanted teeth with a good initial stability showed better initial healing than those with a poor initial stability. The average extraoral time was 7.58 min (range: immediately after extraction up to 25 min). There was no relationship ($P > .05$) between the extraoral time and either root resorption (4 cases, 2.4%) or ankylosis (18 cases, 10.7%) within this experimental time period. Nine cases (4.5%) failed.
CONCLUSION: This study showed a 4.5% failure rate during the short to intermediate observation period. Autotransplantation is a very useful method for replacing missing teeth, provided that the extraoral time and other factors are well controlled.

Autotransplantation of premolars to premolar sites. A long-term follow-up study of 40 consecutive patients.

小臼歯部への小臼歯自家歯牙移植．
継続的な40例の長期経過観察

Jonsson T, Sigurdsson TJ.

　本論文は、小臼歯を移植した40例の継続的な長期転帰について述べる。この進行中である研究の目的は、歯列矯正患者において、自家移植された小臼歯の残存率、歯髄生存率、歯周状態を調査することである。本報告は32例の歯列矯正患者における、反対側、あるいは対合側の左右いずれかに移植された40本の小臼歯の17年に及ぶ調査である。移植歯は、自家移植後1、2、6、12そして60ヵ月あるいはそれ以上の期間で、臨床的およびX線写真にて調査された。観察時間は、2年5ヵ月から22年3ヵ月で平均10年4ヵ月であった。.018インチのエッジワイズ装置が使用され、移植歯の87.5%に正常な矯正力が与えられた。1本の移植歯は観察期間中の歯根破折のため抜歯された。そして、さらに2本の移植歯はおそらく移植に関連した併発症が生じていた。残りの37本の移植歯とそれらの保持装置は、健常であり最終的な検査で92.5%の成功率であった。根尖が閉鎖した移植歯は歯内療法が施されたが、根尖が開存あるいは半開存した移植歯の、66%の歯髄は生活歯であった。歯周アタッチメントロスや吸収の傾向はいずれの対象歯でも認められなかった。2本の移植歯に生じた炎症性の吸収は、歯内療法により収束した。歯根未完成で移植された歯は、正常な歯根形態、適切な歯根長と正常な機能を得ていた。歯科矯正治療とともに行われる小臼歯の自家歯牙移植は、適切なドナー歯が存在する場合に、小臼歯欠損治療の第一選択であるべきと結論付けられる。

（Am J Orthod Dentofacial Orthop 2004;125(6):668-675.）

This article describes the long-term outcome of 40 consecutive patients having transplanted premolars. The objective of this ongoing study is to investigate survival rate, pulp survival rate, periodontal condition, and root development of autotransplanted premolars in orthodontic patients. This report covers 17 years; 32 orthodontic patients had 40 premolars transplanted into contralateral or opposing jaw quadrants where a premolar was missing. The teeth were examined systematically with clinical and radiographic measures at 1, 2, 6, 12, and 60 months or more after autotransplantation. The observation time varied from 2 years 5 months to 22 years 3 months, with a mean of 10 years 4 months. Bonded.018-in edgewise appliances were used, subjecting 87.5% of the transplanted teeth to normal orthodontic forces. One tooth was removed because of root fracture during the observation period, and 2 more had complications possibly related to the transplantation. The remaining 37 teeth and their supporting structures were all healthy at the last examination--a 92.5% success rate. Transplants with closed apices received endodontic therapy, but, in those with open or half-open apices, a 66% pulp survival rate was observed. No teeth in the sample had signs of replacement resorption or developed periodontal attachment loss. Inflammatory resorption in 2 teeth was arrested after endodontic treatment. Root formation, when not complete, continued on transplanted teeth, giving normal root form and adequate root length for normal function. It is concluded that autotransplantation of premolars combined with orthodontic treatment should be the first treatment alternative in cases of missing premolars, when a suitable donor tooth is available.

歯牙移植：記述的後ろ向き研究

　本研究の目的は、移植全体の成功率における移植時の歯根長、移植歯種、移植歯の萌出状況やその他などの臨床基準の影響を調べるために、自家移植歯に関する後ろ向き研究を行うことであった。本研究の対象は、194例の患者における273本の移植歯より構成される。自家移植時の平均年齢は18.1歳で、7.5年の標準偏差であった。

　移植は、2施設にて実施された。追跡調査期間は15日から11年で平均追跡期間は3.8年であった。273歯中58歯は、単独または他の様式の吸収を示し、273歯中37歯が癒着を示し、273歯中の30歯が髄腔の変化を示さず、273歯中の104歯が移植後に顕著な変色を示し、213歯中の92歯が移植後の温度試験（冷却試験）に陽性結果で、そして、273歯中の26歯が臨床的に重篤な歯周ポケット深度を呈した。

　臨床的および放射線学的評価が行われた。移植成功率と移植歯種（$P<0.01$）、移植時の歯根長（$P<0.0001$）、移植歯の部位（$P=0.03$）の間に相関が認められた。移植の成功と移植歯の萌出状況の間に相関関係が認められた（$P=0.05$）。結論として、意図あるいは予想された歯根長の1/2〜3/4の時期において、慎重な外科的手技のもと実施される歯の自家移植は、患者にとって非常に有用な結果をもたらすことが可能である。

（Kallu R, et al. Int J Oral Maxillofac Surg 2005;34(7):745-755.）

根完成第三大臼歯の移植における前向き研究

目的： 本研究の目的は、歯内療法後の根完成第三大臼歯自家移植の予後を時系列解析し評価することであった。

研究デザイン： 合計50歯の根完成第三大臼歯は、患者数と同数の喪失した第一あるいは第二大臼歯と置換するために自家移植された。根管治療は、3〜4週後に開始された。移植および根管治療された第三大臼歯は、毎年、あらかじめ計画された記録様式に則って、臨床的およびX線検査によって確認された。残存率を含む記述統計と統計分析が実施された。

結果： 4年間にわたる追跡調査期間中の累積残存率は、81.4％であった。総合的に、7本の移植歯は4年の調査期間中に喪失し、それらの4歯は歯周関連、3歯は根吸収が喪失の原因であった。術後2年目以前には歯根吸収は観察されなかった。最新の経過観察では、96％の移植歯の根尖周囲のX線学的な状態は正常であると評価された。

結論： 成熟した第三大臼歯の自家移植は、経済的あるいは治療的な視点の両方から、部分喪失歯の症例のインプラント治療や従来の補綴治療の代替治療として理にかなった治療法である。

（Mejàre B, et al. Oral Surg Oral Med Oral Pathol Oral Radiol Endod 2004;97(2):231-238.）

10 Autotransplantation

未成熟第三大臼歯の自家移植：
異なる分割法と固定期間の影響

　自家歯牙移植の結果における固定法や固定期間の影響に関しては、異なる内容が報告されている。堅固な固定か、あるいは固定期間の延長は、歯髄血管再生の阻害や癒着の増加をもたらすという報告に加えて、これらの事項についての関係性を明らかにした報告はない。76歯の移植された第三大臼歯歯胚は、4週間の堅固な固定、または7日間の縫合糸による固定の後に、臨床的および放射線学的に評価された。固定方法の選択は、移植の初期安定性に依存した。平均3.4年（範囲：1.0年～6.1年）の経過観察期間において、縫合糸で固定した歯の92.9％のみならず酸エッチングによるコンポジットレジンと線副子により固定した歯の73.5％が成功に分類された（$P=0.029$）。癒着（$P=0.036$）と歯髄壊死（$P=0.041$）の有意な増加は、堅固に固定された歯の好ましくない予後因子であった。われわれのデータは、歯牙移植の成否における堅固あるいは長期固定の負の影響に関する、他の実験的および臨床研究の結果を裏づける。しかしながら、固定期間や方法の関係とは別に、われわれはレシピエントサイトと移植歯の不調和の影響も考えている。

（Bauss O, et al. Dent Traumatol 2002;18(6):322-328.）

自家歯牙移植第三大臼歯25例の臨床およびX線画像調査

　本論文は、25歯の根完成第三大臼歯自家移植についての報告である。本研究の内容は23症例において、移植された第三大臼歯25歯により構成されている。平均年齢は中央値29.6歳（20～54歳）であった。9歯において、第三大臼歯は新鮮な抜歯窩に直接移植された。11歯において、抜歯窩は幅径および深度ともにバーによって拡大された。5例において、移植窩は、歯槽骨分割によって製作された。移植された第三大臼歯は、絹糸、レジン、線副子または囲繞鋼線で1～6週間固定された。移植の2～3週後に、根管治療および根管充填が実施された。歯周および根尖周囲の状況は術後、臨床的項目およびX線写真で評価された。移植歯は、臨床的に時間経過とともに堅固になるように見受けられた。進行性歯根吸収は認められず、結果は良好であった。本研究において、完全な根完成第三大臼歯の自家移植は従来法に則った受容可能な結果をもたらすことを示した。

（Akiyama Y, et al. J Oral Rehabil 1998;25(8):640-644.）

開業医のための口腔外科 重要キーワード12

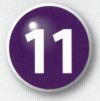

Endodontic microsurgery
エンドドンティックマイクロサージェリー

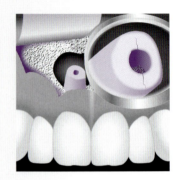

外科的歯内療法（endodontic surgery）は、根管経由の処置だけでは治療困難な根尖病変が存在するとき、または歯内療法の偶発事故が生じたときなどに、歯根あるいは根尖歯周組織に外科療法を併用し、歯の保存を図ることを目的とする。1990年代以降、「手術用実体顕微鏡を用いた外科的歯内療法」（endodontic microsurgery）が導入され、複数の研究においてその高い成功率が報告されている。Endodontic microsurgeryでは、明るい拡大視野をもたらす手術用実体顕微鏡とともに専用の器具や材料を使用するが、その術式は従来法とはやや異なり、十分な修練と習熟が必要である。

（Quint Dental Gate. キーワード「外科的歯内療法」. より引用改変）

年別論文数

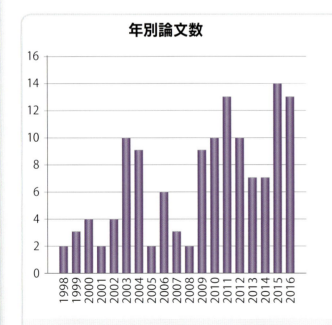

年別被引用数

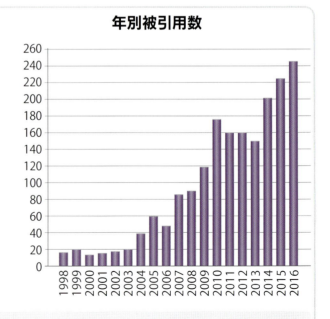

検索キーワード
トピック：((apicoectomy OR endodontic surgery) AND micro*)
NOT トピック：(leakage)

検索結果	被引用数の合計	平均引用数（論文ごと）
147	**1,937**	**13.18**

2017年5月現在

11 Endodontic microsurgery

トムソン・ロイターが選んだベスト20論文

引用数	タイトル・和訳	2013年	2014年	2015年	2016年	合計引用数	平均引用数（1年ごと）
1位	Kim S, Kratchman S. Modern endodontic surgery concepts and practice: A review. J Endod 2006;32(7):601-623. 最新の外科的歯内療法の概念と診療：レビュー	10	17	11	22	154	12.83
2位	Plotino G, Pameijer CH, Grande NM, Somma F. Ultrasonics in endodontics: A review of the literature. J Endod 2007;33(2):81-95. 歯内療法における超音波機器：文献的レビュー	11	12	8	8	83	7.55
3位	Saunders WP. A prospective clinical study of periradicular surgery using mineral trioxide aggregate as a root-end filling. J Endod 2008;34(6):660-605. 逆根管充填材としてMineral Trioxide Aggregate (MTA)を用いた根尖外科手術の前向き臨床試験	3	7	6	7	72	7.2
4位	Baek SH, Plenk H Jr, Kim S. Periapical tissue responses and cementum regeneration with amalgam, SuperEBA, and MTA as root-end filling materials. J Endod 2005;31(6):444-449. アマルガム、SuperEBA、MTAを根管充填材料として使用した際の根尖周囲組織の反応とセメント質の再生	4	8	3	8	65	5
5位	Rigolone M, Pasqualini D, Bianchi L, Berutti E, Bianchi SD. Vestibular surgical access to the palatine root of the superior first molar: "low-dose cone-beam" CT analysis of the pathway and its anatomic variations. J Endod 2003;29(11):773-775. 上顎第一大臼歯口蓋根への口腔前庭側からのアプローチ　低線量コーンビームCTによる手術経路および解剖学的バリエーションの解析	2	3	3	5	52	3.47
6位	Weller RN, Niemczyk SP, Kim S. Incidence and position of the canal isthmus. Part 1. Mesiobuccal root of the maxillary first molar. J Endod 1995;21(7):380-383. 根管イスムスの発生率と位置 Part 1. 上顎第一大臼歯の近心頬側根	2	5	2	4	49	2.13
7位	Andreasen JO, Munksgaard EC, Fredebo L, Rud J. Periodontal tissue regeneration including cementogenesis adjacent to dentin-bonded retrograde composite fillings in humans. J Endod 1993;19(3):151-153. ヒトにおける、象牙質接着システムとレジンを使用した逆根管充填歯の歯周組織（セメント質含む）再生	1	1	0	0	49	1.96

111

開業医のための口腔外科 重要キーワード12（関連性の高い論文和訳）

トムソン・ロイターが選んだベスト20論文

順位	タイトル・和訳	2013年	2014年	2015年	2016年	合計引用数	平均引用数（1年ごと）
引用数 8位	Setzer FC, Shah SB, Kohli MR, Karabucak B, Kim S. Outcome of endodontic surgery: a meta-analysis of the literature--part 1: Comparison of traditional root-end surgery and endodontic microsurgery. J Endod 2010;36(11):1757-1765. 外科的歯内療法の治療成績：文献のメタアナリシス Part 1：従来法による歯根端切除術とエンドドンティックマイクロサージェリーとの比較	7	11	10	7	45	5.62
引用数 9位	Pavlíková G, Foltán R, Horká M, Hanzelka T, Borunská H, Sedý J. Piezosurgery in oral and maxillofacial surgery. Int J Oral Maxillofac Surg. 2011 May;40(5):451-457. 口腔顎顔面外科におけるピエゾサージェリー	10	9	6	10	44	6.29
引用数 10位	von Arx T, Jensen SS, Hänni S, Friedman S. Five-year longitudinal assessment of the prognosis of apical microsurgery. J Endod 2012;38(5):570-579. 根尖マイクロサージェリーの予後に関する5年長期評価	7	10	12	12	43	7.17
引用数 11位	von Arx T. Frequency and type of canal isthmuses in first molars detected by endoscopic inspection during periradicular surgery. Int Endod J 2005;38(3):160-168. 顕微鏡を使用した根尖外科手術の際に認められた根管イスムスの発生頻度とタイプについて	1	3	7	4	42	3.23
引用数 12位	Rud J, Munksgaard EC, Andreasen JO, Rud V, Asmussen E. Retrograde root filling with composite and a dentin-bonding agent. 1. Endod Dent Traumatol 1991; 7(3):118-125. 象牙質接着システムとレジンによる逆根管充填 1.	0	1	0	0	41	1.52
引用数 13位	Maddalone M, Gagliani M. Periapical endodontic surgery: a 3-year follow-up study. Int Endod J 2003;36(3):193-198. 外科的歯内療法：3年間の追跡調査	2	1	2	3	39	2.6
引用数 14位	Pecora G, Andreana S. Use of dental operating microscope in endodontic surgery. Oral Surg Oral Med Oral Pathol 1993;75(6):751-758. 外科的歯内療法における歯科手術用顕微鏡の使用	1	0	2	2	38	1.52

11 Endodontic microsurgery

トムソン・ロイターが選んだベスト20論文

	タイトル・和訳	2013年	2014年	2015年	2016年	合計引用数	平均引用数（1年ごと）
引用数 15位	Taschieri S, Del Fabbro M, Testori T, Francetti L, Weinstein R. Endodontic surgery using 2 different magnification devices: preliminary results of a randomized controlled study. J Oral Maxillofac Surg 2006;64(2):235-242. 2つの異なる倍率の拡大鏡を用いた外科的歯内療法：ランダム化比較試験の中間報告	1	2	5	2	35	2.92
引用数 16位	Subramanian K, Mickel AK. Molecular analysis of persistent periradicular lesions and root ends reveals a diverse microbial profile. J Endod 2009;35(7):950-957. 慢性根尖病巣および根尖の分子分析は多様な微生物プロファイルを明らかにする	8	4	8	2	34	3.78
引用数 17位	Cotti E, Campisi G, Ambu R, Dettori C. Ultrasound real-time imaging in the differential diagnosis of periapical lesions. Int Endod J 2003;36(8):556-563. 超音波リアルタイムイメージングを利用した根尖病巣の鑑別診断	3	1	4	4	34	2.27
引用数 18位	von Arx T, Kurt B. Root-end cavity preparation after apicoectomy using a new type of sonic and diamond-surfaced retrotip: a 1-year follow-up study. J Oral Maxillofac Surg 1999;57(6):656-661. 新規のダイヤモンドコーティング超音波レトロチップを用いた逆根管充填窩洞形成：1年間の追跡調査	1	2	2	1	34	1.79
引用数 19位	Setzer FC, Kohli MR, Shah SB, Karabucak B, Kim S. Outcome of endodontic surgery: a meta-analysis of the literature--Part 2: Comparison of endodontic microsurgical techniques with and without the use of higher magnification. J Endod 2012;38(1):1-10. 外科的歯内療法の治療成績：文献のメタアナリシス Part 2：高拡大鏡使用の有無によるエンドドンティックマイクロサージェリー技術の比較	4	10	9	5	30	5
引用数 20位	Bader G, Lejeune S. Prospective study of two retrograde endodontic apical preparations with and without the use of CO_2 laser. Endod Dent Traumatol 1998;14(2):75-78. CO_2 レーザーの使用の有無による2種類の逆根管充填窩洞の前向き研究	2	1	1	1	28	1.4

Modern endodontic surgery concepts and practice: A review.

最新の外科的歯内療法の概念と診療：レビュー

Kim S, Kratchman S.

　外科的歯内療法は今やエンドドンティックマイクロサージェリーへと発展を遂げている。生物学的概念に適合し、臨床的実績に裏付けられた最先端の装置、器具および材料を使用することにより、マイクロサージェリーによるアプローチは歯内由来病変の治療において予知性の高い効果をもたらすと考えられる。今回のレビューは、現在の外科的歯内療法がどこまで進化しているのかを理解するために、最新のコンセプトやテクニック、器具、材料を提示することを目的としている。われわれの最終的な目標は、次世代を担う大学院生を積極的に教育し、同時にわれわれ専門医もトレーニングを積むことによって、これらのテクニックとコンセプトを日常臨床に組み入れることである。

（J Endod 2006;32(7):601-623.）

Endodontic surgery has now evolved into endodontic microsurgery. By using state-of-the-art equipment, instruments and materials that match biological concepts with clinical practice, we believe that microsurgical approaches produce predictable outcomes in the healing of lesions of endodontic origin. In this review we attempted to provide the most current concepts, techniques, instruments and materials with the aim of demonstrating how far we have come. Our ultimate goal is to assertively teach the future generation of graduate students and also train our colleagues to incorporate these techniques and concepts into everyday practice.

Endodontic microsurgery

A prospective clinical study of periradicular surgery using mineral trioxide aggregate as a root-end filling.

逆根管充填材として Mineral Trioxide Aggregate(MTA)を用いた根尖外科手術の前向き臨床試験

Saunders WP.

マイクロサージェリーの技術を用いた根尖外科手術と、mineral trioxide aggregate(以下MTA)を用いた逆根管充填に関する前向き転帰試験を行った。本研究では、歯内治療で治癒しなかった歯(n=321本)を対象とし、標準化された臨床プロトコールに沿って局所麻酔下に手術を実施した。術後、患者を定期的にリコールし、治癒不全の徴候や症状について検査した。321本中、39本の歯がリコールからの脱落により追跡不能となった(注：それ以外に6本の歯が手術時に抜去された)。分析対象となった276本の歯のうち、163本はX線写真で完全治癒を呈し、その他の徴候や症状も認めなかった。82本では臨床症状を認めなかったが治癒が不完全または不確定であり、残りの31本は治癒に至らなかった(このうち3本はX線写真で完全な治癒を認めたにもかかわらず疼痛が持続し、8本は外科治療とは無関係の理由で治癒しなかった)。臨床的に症状を認めない歯をすべて成功と定義した場合、全成功率は88.8%(245/276)であった。本研究では、マイクロサージェリーにおける逆根管充填材としてのMTA使用法の高い成功率が示された。

(J Endod 2008;34(6):660-605.)

A prospective outcome study of periradicular surgery using microsurgical techniques and root-end filling with mineral trioxide aggregate (MTA) was performed. Nonhealing endodontically treated teeth (n = 321) were included in the study. Surgery was completed under local anesthesia using a standardized clinical protocol. Patients were recalled periodically and examined for signs and symptoms of failure. Thirty-nine teeth were lost from recall. Of the 276 teeth examined, 163 showed complete healing radiographically with no other signs and symptoms; 82 teeth had no symptoms but incomplete or uncertain healing, and 31 teeth showed nonhealing (three had persistent pain despite evidence of complete radiologic healing and eight teeth did not heal for reasons unrelated to the surgical treatment). The overall success rate was 88.8%, including all teeth with no clinical symptoms. In this study, the use of MTA as a root-end filling, following microsurgical techniques, showed a high success rate.

Outcome of endodontic surgery: a meta-analysis of the literature--part 1: Comparison of traditional root-end surgery and endodontic microsurgery.

外科的歯内療法の治療成績：文献のメタアナリシス Part 1：従来法による歯根端切除術とエンドドンティックマイクロサージェリーとの比較

Setzer FC, Shah SB, Kohli MR, Karabucak B, Kim S.

緒言：本研究は歯根端切除術の治療成績を検討することを目的とした。メタアナリシスと文献のシステマティックレビューによって、従来法による歯根端切除術（以下TRS）とエンドドンティック・マイクロサージェリー（以下EMS）の2つの術式を比較し、特徴的な治療結果と成功確率を明らかにした。

方法：歯根端切除術の治療成績を評価した縦断的研究を検証するために、文献の集約的な検索を行った。1966年から2009年10月までに5言語（英語、フランス語、ドイツ語、イタリア語、スペイン語）で書かれたヒトを対象とする研究を検証するために、3つの電子データベース（Medline、Embase、およびPubMed）を検索した。クロスリファレンスによって関連論文やレビュー論文の検索を行い、外科的歯内療法に関連する5つのジャーナル（Journal of Endodontics, International Endodontic Journal, Oral Surgery Oral Medicine Oral Pathology Oral Radiology and Endodontics, Journal of Oral and Maxillofacial Surgery, International Journal of Oral and Maxillofacial Surgery）については、個別に1975年まで遡って検索した。3名の独立した査読者（S.S.、M.K.、およびF.S.）が、所定の選択基準と除外基準に従って選定されたすべての論文要旨を評価した。関連論文を全文形式で取得した後、各査読者が別個に生データを抽出した。選択基準を満たした論文はTRS群あるいはEMS群に振り分け、TRS群とEMS群間の重み付き成功率、および相対危険度を算出した。なお、両群間の比較はランダム効果モデルを用いて行った。

結果：98件の論文が検証されて最終分析が行われ、選択基準と除外基準に基づいて合計21論文が選択された（TRS群：12論文 [n=925]、EMS群：9論文 [n=699]）。抽出された生データから算出された重み付き成功率は、TRS群で59%（95%信頼区間：0.55-0.6308）、EMS群で94%（95%信頼区間：0.8889-0.9816）であり、統計学的に有意差を認めた（$P<0.0005$）。また、相対リスク比からは、EMS群の成功確率がTRS群の1.58倍であることが示された。

結論：歯根端切除術におけるマイクロサージェリーの使用は高い成功率が見込まれ、従来法と比較して優れていた。

（J Endod 2010;36(11):1757-1765.）

INTRODUCTION: The aim of this study was to investigate the outcome of root-end surgery. The specific outcome of traditional root-end surgery (TRS) versus endodontic microsurgery (EMS) and the probability of success for comparison of the 2 techniques were determined by means of meta-analysis and systematic review of the literature.
METHODS: An intensive search of the literature was conducted to identify longitudinal studies evaluating the outcome of root-end surgery. Three electronic databases (Medline, Embase, and PubMed) were searched to identify human studies from 1966 to October 2009 in 5 different languages (English, French, German, Italian, and Spanish). Relevant articles and review papers were searched for cross-references. Five pertinent journals (Journal of Endodontics, International Endodontic Journal, Oral Surgery Oral Medicine Oral Pathology Oral Radiology and Endodontics, Journal of Oral and Maxillofacial Surgery, International Journal of Oral and Maxillofacial Surgery) were individually searched back to 1975. Three independent reviewers (S.S., M.K., and F.S.) assessed the abstracts of all articles that were found according to predefined inclusion and exclusion criteria. Relevant articles were acquired in full-text form, and raw data were extracted independently by each reviewer. Qualifying papers were assigned to group TRS or group EMS. Weighted pooled success rates and relative risk assessment between TRS and EMS were calculated. A comparison between the groups was made by using a random effects model.
RESULTS: Ninety-eight articles were identified and obtained for final analysis. In total, 21 studies qualified (12 for TRS [n = 925] and 9 for EMS [n = 699]) according to the inclusion and exclusion criteria. Weighted pooled success rates calculated from extracted raw data showed 59% positive outcome for TRS (95% confidence interval, 0.55-0.6308) and 94% for EMS (95% confidence interval, 0.8889-0.9816). This difference was statistically significant ($P < .0005$). The relative risk ratio showed that the probability of success for EMS was 1.58 times the probability of success for TRS.
CONCLUSIONS: The use of microsurgical techniques is superior in achieving predictably high success rates for root-end surgery when compared with traditional techniques.

Endodontic microsurgery

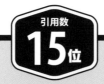

Endodontic surgery using 2 different magnification devices: preliminary results of a randomized controlled study.

２つの異なる倍率の拡大鏡を用いた外科的歯内療法：
ランダム化比較試験の中間報告

Taschieri S, Del Fabbro M, Testori T, Francetti L, Weinstein R.

目的：マイクロ手術器具と拡大鏡の導入にともない、歯根端切除術やそれに用いる逆根管充填材がますます有用となっている。この前向き臨床試験では、拡大ルーペまたは内視鏡を使用した超音波根尖窩洞形成の結果を観察することを目的とした。また、結果に影響を及ぼす可能性のある歯の部位、およびポスト修復の有無についても併せて検討した。

材料および方法：外科的治療の対象は、歯内病変由来の根尖病巣を有する歯に限定した。所定の選択基準に従って、計59名の患者が研究に登録された。粘膜骨膜弁の翻転後、残存する囊胞・肉芽組織を摘出し、根尖部を切除した。続いて、超音波ジルコニウムチップで根尖窩洞形成し、強化型酸化亜鉛ユージノールセメント（EBAセメント）による逆根管充填を行った。術式の内訳は、拡大ルーペを用いた歯が32本、内視鏡を用いた歯が39本であった。術後１年で、Ｘ線学的、臨床的基準に従って全例を３群（完全治癒、治癒不確定、治癒不全）に分類した。

結果：術後１年で評価された71本の歯のうち、67本（92.95％）が「完全治癒」で、３本が「治癒不確定」、２本が「治癒不全」であった。内視鏡使用群では、94.9％が「完全治癒」であったのに対して、拡大ルーペ使用群では90.6％であった。しかし、歯の部位（上下顎）（$P=0.20$）、ポスト修復の有無（$P=0.21$）、拡大鏡のタイプ（$P=0.08$）と治療結果との間に統計学的有意差は認めなかった。

結論：今回の研究では、厳密な外科的歯内療法プロトコールの遵守、最新の術式の使用、および視野の拡大が総合的に高い成功率をもたらしていた。

（J Oral Maxillofac Surg 2006;64(2):235-242.）

PURPOSE:The introduction of microsurgical instruments and magnification devices has brought advantages in root-end management and the application of root-end filling materials. The main purpose of this prospective clinical study was to monitor the outcome of ultrasonic root-end preparation using magnification loupes or an endoscope. Tooth location and the presence of post restoration were also examined as potentially affecting the outcome.

MATERIALS AND METHODS:Teeth treated surgically showed a periradicular lesion of strictly endodontic origin. A total of 59 patients were included in the study, according to specific selection criteria. Following the reflection of a full mucoperiosteal tissue flap, residual soft tissues were curetted, root ends were resected, and root-end cavities were prepared ultrasonically with a zirconium nitrate tip, and zinc oxide EBA-reinforced cement root-end fillings were placed. Thirty-two root-end management procedures were performed using magnification loupes and 39 using an endoscope. All cases followed for a period of 1 year were classified into 3 groups (success, uncertain healing, and failure) according to radiographic and clinical criteria.

RESULTS:Of the 71 teeth evaluated at 1-year follow-up, 67 teeth (92.95%) successfully healed, 3 teeth had uncertain healing, and 2 failed. In the group using endoscopy, 94.9% of successful healing was achieved, while for the other group, 90.6% was recorded. We found no statistically significant differences in treatment results related to the arch (P = .20), post restoration (P = .21), or type of magnification device (P = .08).

CONCLUSIONS:In the present study, adherence to a strict endodontic surgical protocol and the use of modern surgical endodontic procedures, together with visual magnifications, resulted in an overall high success rate.

上顎第一大臼歯口蓋根への口腔前庭側からのアプローチ 低線量コーンビーム CT による手術経路 および解剖学的バリエーションの解析

　従来の上顎第一大臼歯口蓋根の歯根端切除術では、広範囲のフラップ形成だけでなく、口蓋動脈からの出血に対処する準備のために、口蓋側からのアクセスルートを確保する必要があった。このため、本手術は比較的侵襲度が高く困難な手技をともなう術式であった。手術用顕微鏡の導入にともない、外科的歯内療法はより正確で低侵襲となり、その手技の発展性はますます高まってきている。そして、その革新的な手術技術を用いれば、口腔前庭側（頬側）からのアクセスが可能となり得る。そこで、頬側アプローチによる歯根端切除術の術前に解剖学的情報を得る方法として、顎口腔領域に特化した低線量、低コストのCTがどれほど有用であるかを評価した。NewTom社の装置を用いて31名の患者のCT撮影を行った。43本の上顎大臼歯について、口蓋根から頬側皮質骨までの平均距離を測定し、歯根間に上顎洞の陥凹（歯槽陥凹）を認める頻度を計測した。歯根尖端部 - 頬側皮質骨間距離は平均9.73mmで、全体の25％で頬側皮質骨と口蓋根の間に歯槽陥凹を認めた。コーンビーム CT は生物学的にも経済的にも低コストであり、正確性や合併症予防の点で、頬側アプローチによる口蓋根歯根端切除術の実施に重要な役割を果たすと考えられる。さらには、この新しい手術手技の認知に貢献する可能性もある。

(Rigolone M, et al. J Endod 2003;29(11):773-775.)

根尖部マイクロサージェリーの予後に関する 5 年長期評価

緒言： 根尖外科手術は、根尖性歯周炎治療後の歯に対する重要な治療選択肢である。根尖外科手術をその他の治療と比較検討するためには、長期予後に関する知識が必要となる。われわれは前報において根尖外科手術後1年時の治療成績を報告したが、本研究では、前回と同じ調査集団における5年後の治療成績とその予測因子について評価した。

方法： 以下の3種の材料のいずれかを用い、同一の術式で根尖部マイクロサージェリーを実施した。逆根管充填材として、SuperEBA((Staident International, Staines, UK)、もしくは mineral trioxide aggregate(MTA) (ProRoot MTA; Dentsply Tulsa Dental Specialties, Tulsa, OK)、または代替材料として接着性レジンの Retroplast capping (Retroplast Trading, Rorvig, Denmark)を用いた。術後1年時に評価を受けた被験者(n=191)を、5年時の臨床検査とX線検査のために招致した。3名の平準化された試験者が、盲検化され、独立性を保った状態で2値（治癒あるいは非治癒）による治療判定を行った。さらに、ロジスティック回帰分析を用いて、患者、歯、治療に関する予測変数と治療成績との関連について検討した。

結果： 5年間の経過観察中に191歯のうち9歯が追跡不能となり、12歯が（手術とは関連のない理由で）抜歯となったため、残りの170歯を対象とした（リコール率87.6％）。術後1年時の治癒率が83.8％であったのに対して、術後5年では170例中129例（75.9％）に治癒を認めた。また、85.3％が無症状であった。効果予測因子に関して2つの有意な因子を認めた。一つは、セメント - エナメル境からの近遠心的歯槽骨レベルが3mm以下（治癒率78.2％）であるか、3mmを超えるか（治癒率52.9％）ということであった（オッズ比 = 5.10、信頼区間1.67-16.21、$P<0.02$）。もう一つは、ProRoot MTA（治癒率86.4％）、あるいは SuperEBA（治癒率67.3％）のどちらの逆根管充填材を用いたかということであった（オッズ比 = 7.65、信頼区間2.60-25.27、$P<.004$）。

結論： 本研究では、根尖部マイクロサージェリー術後5年時における予後は、術後1年時の評価よりも8％低くなることが示唆された。また、予後に有意な影響を与える因子として、治療歯隣接面の歯槽骨レベルと、使用される逆根管充填材の種類が示された。

(von Arx T, et al. J Endod 2012;38(5):570-579.)

Endodontic microsurgery

外科的歯内療法における歯科手術用顕微鏡の使用

　外科的歯内療法は歯内治療に対する代替治療である。本手法の治療成績はいくつかの要因の影響を受けるが、そのうちの一部は歯科手術用顕微鏡（以下、マイクロスコープ）を使用することで回避することができる。50例の歯根端切除術（±逆根管充填）にマイクロスコープを使用し、これらマイクロスコープで治療した症例とマイクロスコープを用いずに治療した症例とを臨床的に比較検討した。術後評価では、マイクロスコープで治療した症例において臨床症状の発生率が低下していた。さらに重要なことは、マイクロスコープの使用により、外科的歯内療法の各段階における操作が容易になり、質も高まったことであった。したがって、外科的歯内療法におけるマイクロスコープの使用が強く推奨される。

(Pecora G, et al. Oral Surg Oral Med Oral Pathol 1993;75(6):751-758.)

外科的歯内療法の治療成績：文献のメタアナリシス Part 2： 高拡大鏡使用の有無による エンドドンティックマイクロサージェリー技術の比較

緒言： 本研究の目的は歯根端切除術の治療成績を検討することである。さらに今回は、外科的歯内療法の予後に対する手術用実体顕微鏡（以下、マイクロスコープ）または内視鏡（以下、エンドスコープ）の効果を検証する。マイクロ手術器具を用いて、ルーペのみ、または視覚拡大補助なしで実施した現代的歯根端切除術（以下 CRS）と、同じ器具と材料を用いるが、マイクロスコープまたはエンドスコープによる高倍率拡大で実施したエンドドンティックマイクロサージェリー（以下 EMS）とを比較し、特徴的な治療結果を明らかにした。また、2つの術式を比較するために、メタアナリシスと文献のシステマティックレビューによってその成功確率を決定した。さらに治療成績に対する歯の部位の影響についても調査を行った。

方法： 歯根端切除術の治療成績に関する縦断研究について、網羅的な文献検索を行った。1966年から2009年10月までに5言語（英語、フランス語、ドイツ語、イタリア語、スペイン語）で書かれたヒトを対象とする研究を検証するために、3つの電子データベース（Medline、Embase、および PubMed）を検索した。クロスリファレンスによって関連論文やレビュー論文の検索を行い、5つの歯学および医学雑誌（Journal of Endodontics, International Endodontic Journal, Oral Surgery Oral Medicine Oral Pathology Oral Radiology and Endodontics, Journal of Oral and Maxillofacial Surgery, International Journal of Oral and Maxillofacial Surgery）については、1975年まで遡って検索した。所定の選択基準と除外基準に従って、3名の独立した査読者（S.B.S.、M.R.K.、および F.C.S.）がすべての論文をスクリーニングした。関連論文を全文形式で取得し、各査読者が別個に生データを抽出した。査読者間の合意を得て、選択基準を満たした論文は CRS 群に割り当てられた。なお、EMS 群に属する論文は、本メタアナリシスの Part 1 ですでに取得されていた。CRS 群と EMS 群間において、全体、および大臼歯・小臼歯・前歯間のサブグループでの重み付き成功率、および相対危険度を算出した。なお、両群間の比較はランダム効果モデルを用いて行った。

結果： 100件の論文が検証されて最終分析が行われ、選択基準と除外基準に基づいて合計14論文が選択された。このうち2論文に関しては両群の内容が含まれていた（CRS： 7論文 [n=610]、EMS： 9論文 [n=699]）。抽出された生データから算出された重み付き成功率は、CRS 群で88%（95%信頼区間：0.8455-0.9164）、EMS 群で94%（95%信頼区間：0.8889-0.9816）であり、統計学的に有意差を認めた（$P < 0.0005$）。また、相対リスク比からは、EMS 群の成功確率が CRS 群の1.07倍であることが示された。また、7件の研究から個々の歯の部位に関する知見が得られた（CRS 群： 4論文 [n=457]、EMS 群： 3論文 [n=222]）。その結果、大臼歯において両群間の成功確率に統計学的有意差を認めた（n=193、$P=0.011$）。小臼歯と前歯（小臼歯：n=169、$P=0.404$、前歯：n=277、$P=0.715$）では有意差を認めなかった。

結論： EMS 群の成功確率は CRS 群の成功確率よりも有意に高く、マイクロスコープまたはエンドスコープによる高倍率拡大の寄与に関してもっとも有意義なエビデンスが得られた。ただし、臨床診療に向けて正しい情報に基づいた決定を下すためには、現在の歯内療法の問題に関して統計的に有効な結論を得るための大規模なランダム化臨床試験が必要である。

(Setzer FC, et al. J Endod 2012;38(1): 1 -10.)

開業医のための口腔外科 重要キーワード12

12 Intraoperative complications in oral implantology

インプラント術中併発症

インプラント手術に伴う併発症予防のためには、正確な手術手技とともに、術前の十分な検査と的確な診断が重要であると考えられる。また、不幸にも偶発症が起こってしまった場合に備え、歯科に関連した手技だけでなく、心肺蘇生法等のトレーニングを行うとともに、自院での対処が困難な場合の高次医療機関への紹介・搬送など、速やかに対応できる体制を整えておくべきである。

（日本歯科医学会（編）．平成24年度 厚生労働省歯科保健医療情報集等事業：歯科インプラント治療指針．2013．より引用改変）

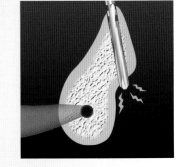

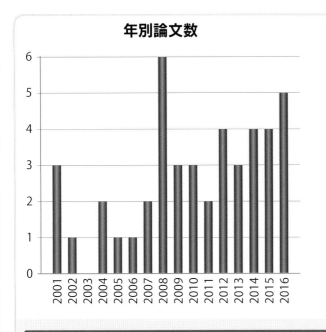

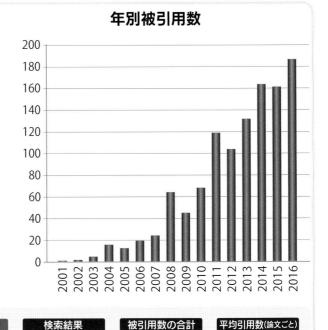

検索キーワード
トピック：(implant AND intraoperative complication*)

検索結果 **48**　被引用数の合計 **1,182**　平均引用数（論文ごと） **24.62**

2017年4月現在

⑫ Intraoperative complications in oral implantology

トムソン・ロイターが選んだベスト**20**論文

引用数	タイトル・和訳	2013年	2014年	2015年	2016年	合計引用数	平均引用数（1年ごと）
1位	Schwartz-Arad D, Herzberg R, Dolev E. The prevalence of surgical complications of the sinus graft procedure and their impact on implant survival. J Periodontol 2004;75(4):511-516. 上顎洞移植術の外科的併発症の発生率とインプラント残存率への影響	23	15	18	20	159	11.36
2位	Jung RE, Schneider D, Ganeles J, Wismeijer D, Zwahlen M, Hämmerle CH, Tahmaseb A. Computer technology applications in surgical implant dentistry: A systematic review. Int J Oral Maxillofac Implants 2009;24 Suppl:92-109. 外科インプラント歯科学におけるコンピュータ技術の応用：システマティックレビュー	16	19	15	20	103	11.44
3位	Wallace SS, Mazor Z, Froum SJ, Cho SC, Tarnow DP. Schneiderian membrane perforation rate during sinus elevation using piezosurgery: Clinical results of 100 consecutive cases. Int J Periodontics Restorative Dent 2007;27(5):413-419. ピエゾサージェリーを用いた上顎洞挙上術中のシュナイダー膜の穿孔率：100例の臨床結果	14	12	14	16	99	9
4位	Barone A, Santini S, Sbordone L, Crespi R, Covani U. A clinical study of the outcomes and complications associated with maxillary sinus augmentation. Int J Oral Maxillofac Implants 2006;21(1):81-85. 上顎洞造成術の結果と併発症の臨床研究	10	13	9	10	88	7.33
5位	Tepper G, Hofschneider UB, Gahleitner A, Ulm C. Computed tomographic diagnosis and localization of bone canals in the mandibular interforaminal region for prevention of bleeding complications during implant surgery. Int J Oral Maxillofac Implants 2001;16(1):68-72. インプラント手術中における出血の併発症予防のためのコンピュータ断層撮影診断と下顎オトガイ孔間領域における骨管の局在性	5	14	4	4	73	4.29
6位	Garcia AG, Martin MS, Vila PG, Maceiras JL. Minor complications arising in alveolar distraction osteogenesis. J Oral Maxillofac Surg 2002;60(5):496-501. 歯槽骨延長術において起こる軽度の併発症	4	4	2	1	65	4.06
7位	Levin L, Herzberg R, Dolev E, Schwartz-Arad D. Smoking and complications of onlay bone grafts and sinus lift operations. Int J Oral Maxillofac Implants 2004;19(3):369-373. 喫煙とオンレー骨移植および上顎洞挙上手術の併発症	3	6	7	9	57	4.07

開業医のための口腔外科 重要キーワード12(関連性の高い論文和訳)

トムソン・ロイターが選んだベスト20論文

順位	タイトル・和訳	2013年	2014年	2015年	2016年	合計引用数	平均引用数(1年ごと)
引用数8位	Becker ST, Terheyden H, Steinriede A, Behrens E, Springer I, Wiltfang J. Prospective observation of 41 perforations of the Schneiderian membrane during sinus floor elevation. Clin Oral Implants Res 2008;19(12):1285-1289. 上顎洞底挙上術中のシュナイダー膜穿孔の41例前向き観察	7	8	11	12	56	5.6
引用数9位	Testori T, Wallace SS, Del Fabbro M, Taschieri S, Trisi P, Capelli M, Weinstein RL. Repair of large sinus membrane perforations using stabilized collagen barrier membranes: Surgical techniques with histologic and radiographic evidence of success. Int J Periodontics Restorative Dent 2008;28(1):9-17. 固定されたコラーゲンバリアメンブレンを使用した大きな上顎洞粘膜穿孔の修復:組織学的およびX線写真の成功の証拠がある外科手技	9	7	6	7	48	4.8
引用数10位	Greenstein G, Cavallaro J, Romanos G, Tarnow D. Clinical recommendations for avoiding and managing surgical complications associated with implant dentistry: A review. J Periodontol 2008;79(8):1317-1329. インプラント歯科に関連した外科併発症の回避および管理のための臨床的勧告:レビュー	3	8	7	11	47	4.7
引用数11位	Aimetti M, Romagnoli R, Ricci G, Massei G. Maxillary sinus elevation: The effect of macrolacerations and microlacerations of the sinus membrane as determined by endoscopy. Int J Periodontics Restorative Dent 2001;21(6):581-589. 上顎洞挙上:内視鏡にて特定された上顎洞粘膜の大きな裂開と小さな裂開の影響	1	4	6	3	44	2.59
引用数12位	Brodala N. Flapless surgery and its effect on dental implant outcomes. Int J Oral Maxillofac Implants 2009;24 Suppl:118-125. フラップレス手術と歯科インプラント成績における影響	6	12	4	8	42	4.67
引用数13位	Krennmair G, Krainhöfner M, Schmid-Schwap M, Piehslinger E. Maxillary sinus lift for single implant-supported restorations: A clinical study. Int J Oral Maxillofac Implants 2007;22(3):351-358. 単独インプラント支持修復のための上顎洞挙上:臨床研究	3	6	4	5	36	3.27
引用数14位	Tagaya A, Matsuda Y, Nakajima K, Seki K, Okano T. Assessment of the blood supply to the lingual surface of the mandible for reduction of bleeding during implant surgery. Clin Oral Implants Res 2009;20(4):351-355. インプラント手術中における出血軽減のための下顎舌側表面への血流供給の評価	3	7	3	4	27	3

⑫ Intraoperative complications in oral implantology

トムソン・ロイターが選んだベスト20論文

引用数	タイトル・和訳	2013年	2014年	2015年	2016年	合計引用数	平均引用数（1年ごと）
15位	Toscano NJ, Holtzclaw D, Rosen PS. The effect of piezoelectric use on open sinus lift perforation: A retrospective evaluation of 56 consecutively treated cases from private practices. J Periodontol 2010;81(1):167-171. 上顎洞開窓におけるピエゾ使用の効果：個人開業医から連続治療を受ける56症例の後向き評価	4	5	3	2	26	3.25
16位	Lamas Pelayo J, Peñarrocha Diago M, Martí Bowen E, Peñarrocha Diago M. Intraoperative complications during oral implantology. Med Oral Patol Oral Cir Bucal 2008;13(4):E239-243. 口腔インプラント学における術中併発症	7	2	4	2	26	2.6
17位	Bahat O, Fontanesi FV. Complications of grafting in the atrophic edentulous or partially edentulous jaw. Int J Periodontics Restorative Dent 2001;21(5):487-495. 萎縮した無歯顎もしくは部分無歯顎における移植の併発症	0	4	1	0	20	1.18
18位	Chan HL, Benavides E, Yeh CY, Fu JH, Rudek IE, Wang HL. Risk assessment of lingual plate perforation in posterior mandibular region: A virtual implant placement study using cone-beam computed tomography. J Periodontol 2011;82(1):129-135. 下顎後方部位における舌側板穿孔のリスク評価：コーンビームコンピュータ断層撮影を使用した仮想インプラント埋入の研究	1	3	8	5	19	2.71
19位	Manor Y, Mardinger O, Bietlitum I, Nashef A, Nissan J, Chaushu G. Late signs and symptoms of maxillary sinusitis after sinus augmentation. Oral Surg Oral Med Oral Pathol Oral Radiol Endod 2010;110(1):e1-e4. 洞造成後における上顎洞炎の遅発性の兆候と症状	5	4	3	1	17	2.12
20位	Kainulainen VT, Sàndor GK, Carmichael RP, Oikarinen KS. Safety of zygomatic bone harvesting: a prospective study of 32 consecutive patients with simultaneous zygomatic bone grafting and 1-stage implant placement. Int J Oral Maxillofac Implants 2005;20(2):245-252. 頬骨採取の安全性：頬骨移植直後に1回法インプラント埋入術を受けた32名の患者の前向き研究	2	2	2	1	16	1.23

The prevalence of surgical complications of the sinus graft procedure and their impact on implant survival.

上顎洞移植術の外科的併発症の発生率とインプラント残存率への影響

Schwartz-Arad D, Herzberg R, Dolev E.

背景：上顎洞の骨移植は、過去10年間、成功裏に行われてきた。この手技の最終的な目標は、インプラントが機能的な補綴物をサポートできるようにすることである。手術の併発症は稀に報告されており、それらのインプラント残存率への影響は、狭い範囲で調査されている。この研究の目的は、上顎洞移植手術の外科的併発症の発生率、およびそれらのインプラント残存率への影響を評価することである。

方法：この研究は、1995〜2000年までの81の側壁アプローチの上顎洞移植術を受けた70名の患者で構成された。合計212本のスクリューインプラントが、移植された上顎洞に埋入され、固定式人工補綴物によって修復された。インプラントの平均経過観察期間は、43.6ヵ月であった。術中および術後の併発症は、臨床徴候、発生時期、および治療レジメンに関して記録された。

結果：シュナイダー膜の穿孔が主要な術中併発症であり、36/81（44％）で観察された。70名の患者のうち7名（10％）は、上顎洞移植手術に関連した術後併発症を生じ、これには稀な囊胞形成と感染が含まれていた。膜穿孔は、手術後の合併症（手術に特異的かつ非特異的）の出現と強く関連していた（$P<0.001$）。しかし、穿孔もしくは、術後併発症とインプラントの残存率との関連は認められなかった。

結論：術中併発症は術後併発症につながる可能性がある。外科的併発症はインプラントの残存に有意に影響しなかった。

（J Periodontol 2004;75(4):511-516.）

BACKGROUND: Grafting of the maxillary sinus floor has been performed successfully over the last decade. The ultimate goal of this procedure is to allow surviving implants to support a functional prosthesis. Surgical complications of the procedure are rarely reported and their impact on implant survival has been investigated even to a lesser extent. The purpose of this study was to evaluate the prevalence of surgical complications of the sinus graft procedure and their impact on implant survival.
METHODS: The study consisted of 70 patients who underwent 81 sinus graft procedures using the lateral wall approach from 1995 to 2000. A total of 212 screw-shaped implants were placed in the grafted sinuses and were restored by fixed prosthesis. Mean follow-up period for the implants was 43.6 months. Intra- and postoperative complications were thoroughly documented regarding clinical signs, times of occurrence, and treatment regimens.
RESULTS: Perforation of the Schneiderian membrane was the major intraoperative complication, observed in 36 of the 81 sinuses (44%). Of the 70 patients, seven (10%) suffered from postoperative complications, specifically related to the sinus graft procedure, which included an uncommon cyst formation and an infection. Membrane perforations were strongly associated with the appearance of postoperative complications (specific and non-specific to the procedure) (P < 0.001). However, no association was found between membrane perforations or postoperative complications and implant survival.
CONCLUSIONS: Intraoperative complications may lead to postoperative complications. Surgical complications did not significantly influence implant survival.

Intraoperative complications in oral implantology

Computer technology applications in surgical implant dentistry: A systematic review.

外科インプラント歯科学におけるコンピュータ技術の応用：
システマティックレビュー

Jung RE, Schneider D, Ganeles J, Wismeijer D, Zwahlen M, Hämmerle CH, Tahmaseb A.

目的： 外科インプラント歯科学における、コンピュータ技術応用の精度および臨床的性能に関する文献を評価すること。

材料および方法： コンピュータ支援インプラントシステムの（1）精度、および（2）臨床性能に関する情報を収集するために、電子および手動文献検索が行われた。メタ回帰分析は、精度研究の総括のために行われた。失敗／併発症率は、12ヵ月の規模の概要を得るために、ランダム効果ポアソン回帰モデルを用いて解析された。

結果： 29の異なる画像ガイドシステムが含まれた。2,827件の文献から、臨床研究13件と精度研究19件が、このシステマティックレビューに含まれた。精度のメタ分析（臨床および前臨床研究19件）は、骨の進入点で0.74mm（最大4.5 mm）、尖端で0.85 mm（最大7.1 mm）の合計平均誤差を示した。コンピュータ支援インプラント歯科による5つの臨床研究（合計506インプラント）について、少なくとも12ヵ月の観察期間後の平均失敗率は、3.36%（0%～8.45%）であった。治療した症例の4.6%において、ガイド下インプラント埋入術を行うための咬合間距離不足、初期固定不良、または追加の骨移植術の必要性を含んだ、術中併発症が報告された。

結論： 異なるレベルと量のエビデンスが、コンピュータ支援インプラント埋入術で確認され、異なる指針と妥当なレベルの精度で、12ヵ月の経過観察後の高いインプラントの残存率が証明された。しかし、将来の長期的な臨床データが、臨床適応の特定と、コンピュータ支援インプラント手術に関連する追加の放射線量、労力、および費用を正当化するために必要である。

（Int J Oral Maxillofac Implants 2009;24 Suppl:92-109.）

PURPOSE: To assess the literature on accuracy and clinical performance of computer technology applications in surgical implant dentistry.

MATERIALS AND METHODS: Electronic and manual literature searches were conducted to collect information about (1) the accuracy and (2) clinical performance of computer-assisted implant systems. Meta-regression analysis was performed for summarizing the accuracy studies. Failure/complication rates were analyzed using random-effects Poisson regression models to obtain summary estimates of 12-month proportions.

RESULTS: Twenty-nine different image guidance systems were included. From 2,827 articles, 13 clinical and 19 accuracy studies were included in this systematic review. The meta-analysis of the accuracy (19 clinical and preclinical studies) revealed a total mean error of 0.74 mm (maximum of 4.5 mm) at the entry point in the bone and 0.85 mm at the apex (maximum of 7.1 mm). For the 5 included clinical studies (total of 506 implants) using computer-assisted implant dentistry, the mean failure rate was 3.36% (0% to 8.45%) after an observation period of at least 12 months. In 4.6% of the treated cases, intraoperative complications were reported; these included limited interocclusal distances to perform guided implant placement, limited primary implant stability, or need for additional grafting procedures.

CONCLUSION: Differing levels and quantity of evidence were available for computer-assisted implant placement, revealing high implant survival rates after only 12 months of observation in different indications and a reasonable level of accuracy. However, future long-term clinical data are necessary to identify clinical indications and to justify additional radiation doses, effort, and costs associated with computer-assisted implant surgery.

Schneiderian membrane perforation rate during sinus elevation using piezosurgery: Clinical results of 100 consecutive cases.

ピエゾサージェリーを用いた上顎洞挙上術中のシュナイダー膜の穿孔率：100例の臨床結果

Wallace SS, Mazor Z, Froum SJ, Cho SC, Tarnow DP.

　側方アプローチの上顎洞挙上術は、日常的で非常に結果の良い補綴前処置であり、歯科インプラント埋入において上顎骨後方の骨量を増加させるために使用される。洞粘膜の挙上を可能にするために、側壁を介し上顎洞へアクセスする多くの外科的手技が提案されている。これらの中には、蝶番および完全骨切り術の多くのバリエーションがあり、開洞術のために回転器具を使用する。これらの外科的アプローチのもっとも一般的な術中併発症は、シュナイダー膜の穿孔で、文献では14%～56%の穿孔率が報告されている。ほとんどの場合、穿孔は、窓を作るために回転式器具を使用している間、または手用器具を使用して初期アクセスを得て洞壁から膜の挙上を開始するときに起こる。この論文では、上顎洞挙上術のために、ピエゾエレクトリック・インスツルメントを使用する新しい方法を紹介する。米国では新しいが、このアプローチは長年にわたりヨーロッパで成功裏に使用されている。ピエゾエレクトリック・テクニックを用いた100例における膜穿孔率は、回転器具を用いた平均報告率の30%から7%に減少した。さらに、ピエゾエレクトリック・テクニックを用いた時のすべての穿孔は、手用器具使用中であり、ピエゾエレクトリック・インスツルメント使用時ではなかった。

(Int J Periodontics Restorative Dent 2007;27(5):413-419.)

The lateral window sinus elevation procedure has become a routine and highly successful preprosthetic procedure that is used to increase bone volume in the posterior maxilla for the placement of dental implants. Many surgical techniques have been proposed that provide access to the maxillary sinus through the lateral wall to allow for elevation of the sinus membrane. Among these are the multiple variations of the hinge and complete osteotomy techniques, which make use of rotary cutting instruments for the antrostomy. The most common intraoperative complication with these surgical approaches is perforation of the schneiderian membrane, with perforation rates of 14% to 56% reported in the literature. In most instances, perforation occurs either while using rotary instruments to make the window or when using hand instruments to gain initial access to begin the elevation of the membrane from the sinus walls. This article presents an alternative approach that uses a piezoelectric instrument for the sinus elevation procedure. Although new to the United States, this approach has been used successfully in Europe for many years. The membrane perforation rate in this series of 100 consecutive cases using the piezoelectric technique has been reduced from the average reported rate of 30% with rotary instrumentation to 7%. Furthermore, all perforations with the piezoelectric technique occurred during the hand instrumentation phase and not with the piezoelectric inserts.

Intraoperative complications in oral implantology

Computed tomographic diagnosis and localization of bone canals in the mandibular interforaminal region for prevention of bleeding complications during implant surgery.

インプラント手術中における出血の併発症予防のための
コンピュータ断層撮影診断と
下顎オトガイ孔間領域における骨管の局在性

Tepper G, Hofschneider UB, Gahleitner A, Ulm C.

この研究では、70名の患者のコンピュータ断層撮影（以下CTs）が、下顎骨内の観察可能な血管の通り道と、それらの局在、発生率、直径および内容について検査された。すべての患者は、少なくとも一つの舌側を貫通する骨管を示した。このような血管の通り道は一般的に遭遇するため、オトガイ孔間領域におけるインプラント埋入の際の重度の出血併発症を避けるために、インプラント手術前の恒常的なCT検査が推奨される。

(Int J Oral Maxillofac Implants 2001;16(1):68-72.)

In this study, computed tomograms (CTs) of 70 patients were examined for visible vascular canals in the mandible as well as for their localization, incidence, diameter, and content. All patients examined showed at least 1 lingual perforating bone canal in the mandible. Since such vascular canals are encountered regularly, routine CT examination is recommended prior to implant surgery to help avoid severe bleeding complications during the placement of implants in the interforaminal region.

歯槽骨延長術において起こる軽度の併発症

目的：この研究は、下顎歯槽骨延長術の間に生じる併発症を評価し、治療法を示唆する。

方法：われわれは、骨内延長器(Lead System、Leibinger、ドイツ)を用いて合計7回の骨延長を行った5名の患者において、歯槽骨延長術中に生じた併発症をモニターした。われわれは、各併発症への対応を報告する。

結果：7例すべてに、2本のインプラントを埋入した。位置は7例中4例で理想的であり、残りの3例では機能的であったが理想的ではなかった。7件の延長すべてにおいて併発症が認められたが、多くは適切な技術を使用することによって容易に避けられる軽度の併発症であった。併発症は、第一に、術中併発症、すなわち、1)トランスポートセグメントの破折(7例のうち1例；対応：適切な予防手段)、2)舌側の骨切り術が困難(7例中7例；対応：セメントスパチュラ製の細いノミ)、3)ねじ付きロッドの長さが過大(7例中1例；対応：ロッドを切断)。第二に、延長時の併発症：1)間違った方向への延長(7例中2例、本症例では調整的な処置は必要なかった)、2)トランスポートセグメントによる粘膜の穿孔(7例中2例；対応：骨鉗子で骨頂部を平坦化)、3)縫合裂開(7例中1例；重大な影響はなし)。第三に、延長後の併発症、すなわち骨形成障害(7例中4例；対応：骨誘導再生法)があった。

結論：歯槽骨延長術の間に多くの併発症が起こる可能性がある。これらの併発症のほとんどは軽度であると考えられ、適切な処置によって容易に回避または解決される。

(Garcia AG, et al. J Oral Maxillofac Surg 2002;60(5):496-501.)

上顎洞底挙上術中のシュナイダー膜穿孔の41例前向き観察

目的：この研究の目的は、上顎洞底挙上術中のシュナイダー膜の術中穿孔を41例追跡し、穿孔のない患者との潜在的な差異を特定することである。

材料および方法：2005〜2006年にシュレスヴィヒホルシュタイン大学病院の口腔顎顔面外科部門で201の上顎洞底挙上術が実施された。手術中の穿孔41例(20.4%)を記録し、以下の計画に従って治療した：5mmより小さい欠損はコラーゲン膜で被覆された。大きな欠損は追加縫合された。穿孔群では、粉砕下顎骨と骨代用材料を50:50で混ぜたものと(25例)、粉砕腸骨とBio-Ossを50:50で混ぜたもの(6例)が主に移植材料として使用された。12例において、インプラントは上顎洞移植時に埋入され、27例は、二次手術時に実施された。

結果：4例の上顎洞挙上術は術中に中止しなければならなかった。162日の平均管理間隔において、挿入された93のインプラントの1つは、穿孔群において交換されなければならなかった。1年後、インプラントの残存率は、穿孔群では14本中14本であり、対照群では81/92であった。

結論：適切な治療により、術中洞粘膜穿孔は、調査された集団におけるインプラント喪失、感染併発症、または移植片材料の排除のリスク上昇を示さなかった。

(Becker ST, et al. Clin Oral Implants Res 2008;19(12):1285-1289.)

12 Intraoperative complications in oral implantology

インプラント手術中における出血軽減のための下顎舌側表面への血流供給の評価

目的：この研究の目的は、歯科インプラント計画のために実施されたコンピュータ断層撮影（CT）を使用して、下顎舌側表面上の孔および管の頻度を評価することである。

材料および方法：第一に、5例の解剖結果より、CT画像の舌側管の可視性が確認された。この研究では、インプラント治療を予定している200人の患者のCT画像が使用された。下顎骨の舌側表面上の孔およびそれらの管の可視性を評価した。

結果：孔は、下顎の位置によって中央舌側孔群と側方舌側孔群の2つに分けられた。すべての患者に少なくとも1つの孔が見られた。中央群では、オトガイ棘よりも高位が190人、オトガイ棘と同じレベルが99人、オトガイ棘よりも低位が114人で観察された。側方舌側孔は、患者160/200人に観察され、患者88/200人で両側であった。CTは、下顎骨の舌表面上の孔およびその管の位置および大きさを予測することができる。すべての患者は、CT画像上の下顎舌側表面の中央に1つ以上の穴を有していた。

結論：正中領域における舌側孔の頻度は100％であり、側方領域における舌側孔の頻度は80％であった。これら舌側孔の正確な位置について重要な差異を強調することは有益であり、これらはCTまたはコーンビーム3Dシステムのような容積イメージングモダリティのみで視覚化することができる。

（Tagaya A, et al. Clin Oral Implants Res 2009;20(4):351-355.）

下顎後方部位における舌側板穿孔のリスク評価：コーンビームコンピュータ断層撮影を使用した仮想インプラント埋入の研究

背景：下顎骨へのインプラント埋入時の舌側板穿孔は、潜在的な外科的併発症であり、舌側の凹面の存在は危険因子と考えられている。インプラントと舌側板との位置関係についてはあまり知られていない。舌側穿孔のリスクにおける舌側の凹面については、まだ完全に研究されていない。このコンピュータシミュレーションによる研究では、歯のない第一大臼歯領域の舌側板穿孔の発生率と、舌側凹面領域の穿孔リスクを調査する。

方法：データベースから、103のコーンビームコンピュータ断層撮影画像を選択した。さまざまな寸法のインプラントを、コンピュータソフトウェアを使用してこの領域に仮想的に埋入した。インプラント先端部と舌側板との距離は、デジタル測定器を用いて測定された。舌側板穿孔の発生率および舌側板へのインプラント先端の近接度を、3種類の横断下顎形態で測定した。

結果：103のコーンビームコンピュータ断層撮影画像の113部位が解析可能であった。診査者内と診査者間の一致はそれぞれ0.93と0.89であった。舌側板穿孔の予測発生率は1.1％～1.2％であった。舌側板から1mm以内にあるインプラントの多くは、舌側の凹面（タイプU隆起）部位に存在した。

結論：本研究は、下顎第一大臼歯領域におけるインプラントと舌側板との位置関係を調べるための新規実験計画を示す。インプラント埋入時の舌側板穿孔の発生率は1.1％～1.2％であると予測され、タイプU隆起で起こる可能性がもっとも高い。

（Chan HL, et al. J Periodontol 2011;82(1):129-135.）

講演や雑誌でよく見る、あの分類および文献

1. 下顎埋伏智歯の埋伏状態による Pell-Gregory と Winter の分類 — PAGE 132
2. 下顎埋伏智歯と下顎管との位置関係の評価：パノラマ X 線写真とコーンビーム CT の相関性に関する分類 — PAGE 133
3. 下顎智歯抜歯における下歯槽神経障害の放射線学的術前評価 — PAGE 134
4. Sunderland、Seddon の神経損傷の分類 — PAGE 135
5. 下顎智歯部における舌神経の走行パターン — PAGE 136
6. オトガイ神経の下顎骨内経過の分類（アンテリアループ） — PAGE 137
7. 口腔癌の臨床型分類 — PAGE 138
8. 口腔白板症の臨床的分類 — PAGE 139
9. AAOMS と顎骨壊死検討委員会のポジションペーパーの比較 — PAGE 140
10. 4 つのペインスケール — PAGE 142
11. 口腔顔面痛疾患の構造化問診と鑑別診断 — PAGE 143
12. Urban のフラップデザインの分類：上顎前歯部垂直性骨欠損に対する骨造成術 — PAGE 144

13 Urbanのソーセージテクニック … PAGE 146

14 ドライマウスの分類と診断 … PAGE 148

15 上顎洞と上顎臼歯根尖との距離 … PAGE 149

16 上顎洞造成術に関連した上顎骨内の血管走行に関する分類 … PAGE 150

17 歯性感染症治療の推奨抗菌薬 … PAGE 151

18 月星の自家歯牙移植の分類 … PAGE 152

19 従来の外科的歯内療法と
エンドドンティックマイクロサージェリーとの比較 … PAGE 154

20 外科的歯内療法における歯種別での手術用
マイクロスコープ使用・不使用による成功率の比較 … PAGE 155

21 下顎前歯部インプラント手術における動脈損傷：
舌側表面への動脈分布パターン … PAGE 156

22 臼歯部舌側の骨外穿孔のリスクファクターに関する分類 … PAGE 157

23 結合組織採取時の動脈損傷：大口蓋動脈の走行パターン … PAGE 158

講演や雑誌でよく見る、あの分類および文献

Third molars & Impacted teeth

1 下顎埋伏智歯の埋伏状態による Pell-GregoryとWinterの分類

出典 Pell GJ, Gregory BT. Impacted mandibular third molars: classification and modified technique for removal. The Dental Digest 1933; 39(9): 330-338.
Winter GB. Principles of exodontia as applied to the impacted mandibular third molars. St Louis: American Medical Book, 1926:212-279.

Pell-Gregory 分類

図1　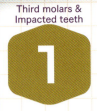　図2　図3

A. 第二大臼歯と下顎枝前縁とのスペースによる水平的位置
図1　Class I：第二大臼歯遠心面から下顎枝前縁までの距離が、埋伏智歯歯冠近遠心幅径より大きい。
図2　Class II：第二大臼歯遠心面から下顎枝前縁までの距離が、埋伏智歯歯冠近遠心幅径より小さい。
図3　Class III：埋伏智歯の大部分が下顎枝に含まれる。

図4　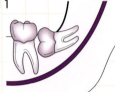　図5　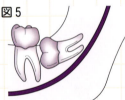　図6　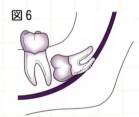

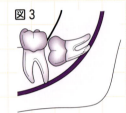
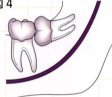

B. 第二大臼歯の咬合面に対する埋伏智歯の垂直的位置
図4　Position A：埋伏智歯の最上点が第二大臼歯の咬合面と同じ、または上方に位置する。
図5　Position B：埋伏智歯の最上点が第二大臼歯の咬合面より下方で、第二大臼歯の歯頸部より上方に位置する。
図6　Position C：埋伏智歯の最上点が第二大臼歯の歯頸部より下方に位置する。

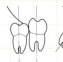 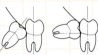 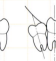 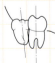
垂直　近心傾斜　水平　遠心傾斜　頰側傾斜　舌側傾斜

Winter 分類
C. 第二大臼歯の歯軸に対する埋伏智歯の歯軸の方向
1. 垂直、2. 近心傾斜、3. 水平、4. 遠心傾斜、5. 頰側傾斜、6. 舌側傾斜

解説者コメント：埋伏歯の分類にはPell-Gregory分類およびWinter分類がある。Pell-Gregory分類は、下顎埋伏智歯の水平的・垂直的位置を下顎骨、第二大臼歯を基準に規定した分類で、Winter分類は第二大臼歯に対する歯軸の状態により規定した分類である。Pell-Gregory分類ではClassとPositionが上がるほど抜歯の難易度は高くなり、抜歯困難が予想される際には専門医療機関への診療依頼を考慮するべきである。下顎智歯の抜歯においては術後の併発症が生じる頻度が高く、智歯の埋伏状態を正しく把握し、安全に的確な手術を行う為に術前に万全の準備が必要になる。近年普及しつつあるコーンビームCTはパノラマX線写真と併用することで、術前評価としての有用性が高いものと考えられる。

2 下顎埋伏智歯と下顎管との位置関係の評価：パノラマX線写真とコーンビームCTの相関性に関する分類

Third molars & Impacted teeth

出典 Neves FS, Souza TC, Almeida SM, Haiter-Neto F, Freitas DQ, Bóscolo FN. Correlation of panoramic radiography and cone beam CT findings in the assessment of the relationship between impacted mandibular third molars and the mandibular canal. Dentomaxillofac Radiol 2012;41(7):553-557.

著者らは、パノラマX線写真とCBCTの両者を撮影した患者142名について、下顎埋伏智歯と下顎管との位置関係を調査した。パノラマX線上で、智歯根尖と下顎管が接していることを示唆する下記4種類の分類において、CBCTで智歯根尖と下顎管との間に皮質化があるかを確認したところ、Darkening of root（不明瞭な歯根）とInterruption in white line（白線の断裂）では統計学的に優位に相関性があることが確認された。

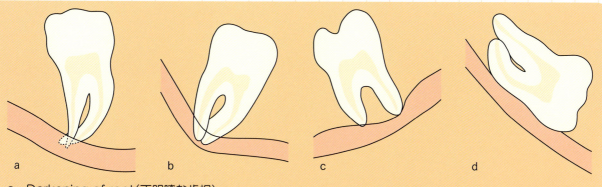

a Darkening of root（不明瞭な歯根）
b Diversion of mandibular canal（下顎管の変位）
c Narrowing of mandibular canal（下顎管の狭小化）
d Interruption in white line（白線の断裂）

パノラマX線写真とCBCTの相関性（n=142）				
放射線所見	パノラマX線写真（%）	CBCTで皮質化あり（%）	CBCTで皮質化なし（%）	P値
DR	25 (17.6)	6 (4.2)	19 (13.4)	0.0001
DMC	6 (4.2)	2 (1.4)	4 (2.8)	>0.05
NMC	5 (3.5)	4 (2.8)	1 (0.7)	>0.05
IWL	29 (20.4)	12 (8.5)	17 (12.0)	0.0006
DR+DMC	2 (1.4)	0 (0.0)	2 (1.4)	>0.05
DR+NMC	0 (0.0)	0 (0.0)	0 (0.0)	>0.05
DR+IWL	5 (3.5)	0 (0.0)	5 (3.5)	0.002
DMC+NMC	0 (0.0)	0 (0.0)	0 (0.0)	>0.05
DMC+IWL	2 (1.4)	0 (0.0)	2 (1.4)	>0.05
NMC+IWL	1 (0.7)	0 (0.0)	1 (0.7)	>0.05

DMC：下顎管の変位。DR：不明瞭な歯根。NMC：下顎管の狭小化。IWL：白線の断裂。

解説者コメント：根尖と下顎管とが接している場合は、抜歯後の神経障害の可能性が高くなる。パノラマX線上の上記4分類はすべて注意が必要な位置関係にあると思われるが、Darkening of root（不明瞭な歯根）とInterruption in white line（白線の断裂）については、CBCTによる精査は必須である。CBCTを撮像できない場合は、抜歯適応も含めて再考し専門病院への紹介を検討すべきであろう。

講演や雑誌でよく見る、あの分類および文献

3 下顎智歯抜歯における下歯槽神経障害の放射線学的術前評価

出典　Rood JP, Shehab BA. The radiological prediction of inferior alveolar nerve injury during third molar surgery. Br J Oral Maxillofac Surg 1990;28(1):20-25.

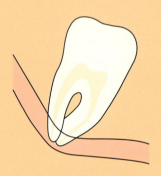

① Diversion of canal（下顎管の変位）

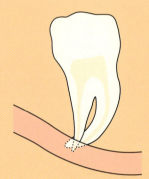

② Darkening of root（不明瞭な歯根）

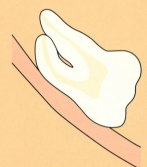

③ Interruption of white line of canal（下顎管の白線の断裂）

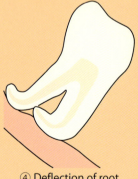

④ Deflection of root（歯根湾曲）

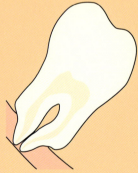

⑤ Narrowing of root（根の狭小化）

　著者らは、前向きおよび後ろ向きの調査において、①〜③の所見がある症例は、統計学的に有意に下歯槽神経障害をきたしたと報告している。④、⑤に関しても、臨床上重要な所見であると述べている。②は、歯根が下顎管内に存在する場合に多く見られる所見である。

解説者コメント：X線で上記所見を認めた場合は、CTで神経と歯根との関係を精査した後に抜歯することが望ましい。神経損傷をきたした場合、完全回復に至らない場合もある。必要に応じて、地域の専門医療機関に紹介し対応することをお勧めしたい。

Inferior alveolar nerve & Lingual nerve

4 Sunderland、Seddonの神経損傷の分類

出典　Sunderland S. A classification of peripheral nerve injuries producing loss of function. Brain 1951;74(4):491-516.
　　　Seddon HJ. A Classification of Nerve Injuries. Br Med J 1942; 2 (4260):237-239.

Sunderland 分類	Seddon 分類	回復の程度	回復までの期間	外科療法
I	Neurapraxia	速やか、数日～12週	速やか、数日～12週	必要なし
II	Axonotmesis	遅い、月単位	遅い、月単位	必要なし
III	-	遅い、月単位	遅い、月単位	必要なし～神経縫合、移植
IV	-	なし	なし	神経縫合、移植
V	Neurotmesis	なし	なし	神経縫合、移植

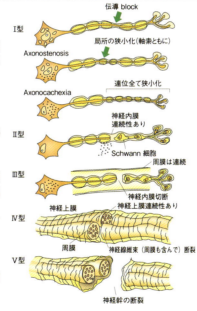

「Sunderland 分類」
I型：生理的伝導ブロックの状態で、Seddon 分類の neurapraxia に相当する。圧迫等が解除されれば比較的早期に回復する。

II型：Seddon 分類の axonotmesis に相当する。回復には時間がかかる。

III型：神経内膜は断裂しているが、周膜は保たれている状態。自然回復は見込めるが、手術が必要な場合もある。

IV型：神経上膜のみ断裂せずに残っている状態。自然回復は見込めない。

V型：神経上膜まで断裂している状態。Seddon 分類の Neurotmesis に相当する。

「Seddon 分類」
Neurapraxia（一過性神経伝導障害）
圧迫、牽引などによる可逆性の変化。髄鞘のみが損傷された状態で、軸索は保持された状態である。

Axonotmesis（軸索断裂）
軸索の断裂、および末梢側のワーラー変性を伴う損傷。神経内膜は保たれており、回復が期待できる。

Neurotmesis（神経断裂、軸索離断）
外傷などにより、神経内膜、周膜、上膜などを含む神経幹が解剖学的に完全に断裂した状態。自然回復は見込めない。

和嶋浩一．末梢神経損傷によるニューロパシー性疼痛．In：日本口腔外科学会［編］、福田仁一、瀬戸晥一、栗田賢一、木村博人、野間弘康、朝波惣一郎（編集委員）．一般臨床家、口腔外科医のための口腔外科ハンドマニュアル '10．東京：クインテッセンス出版，2010；158．より引用改変

解説者コメント：実臨床においては、神経束のなかで神経線維のすべてが同程度の損傷であるとは限らず、回復の程度も同じ神経支配領域で異なる場合がある。また、手術適応および難易度は、硬組織内での損傷（下歯槽神経）と、軟組織内での損傷（舌神経など）など部位により変化する。ドリルやバーなどの回転切削器具使用時の損傷は、自然回復が見込めない場合が多い。処置時の所見に応じて、専門病院と連携を取りながら治療にあたる必要がある。

講演や雑誌でよく見る、あの分類および文献

Inferior alveolar nerve
& Lingual nerve

5 下顎智歯部における舌神経の走行パターン

出典 Pogrel MA, Renaut A, Schmidt B, Ammar A. The relationship of the lingual nerve to the mandibular third molar region : An anatomic study, J Oral Maxillofac Surg 1995;53(10):1178-1181.

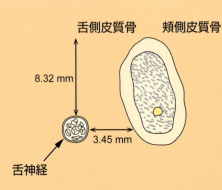
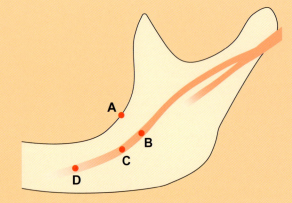

A：レトロモラーパッドの最前縁
B：ポイントAより一番近い舌神経の位置
C：ポイントAからの垂直的な交点
D：神経が舌に到達するポイント

　著者らは、20体、40側の解剖所見より、下顎智歯部領域における舌神経の平均的な走行位置は、舌側歯槽骨頂より垂直的に8.32mm、水平的に3.45mmであったと報告している。全例において、ポイントBはポイントAより後方であったが、2例において、ポイントBの高さはポイントAより高く、舌側歯槽骨頂と同じ高さが1例あった。
・Point AとPoint Bの平均距離：4.45mm(SD=1.48mm)
・Point AとPoint Bの平均距離：8.32(SD=4.05)

解説者コメント：下顎智歯抜歯の際は、舌神経の走行に注意を払い歯肉切開や歯冠分割を行う。無歯顎患者や口腔底が浅い場合、舌側歯槽骨頂に対する舌神経の位置も相対的に高位になる。平均的なデータを把握したうえで、個々の患者の口腔内をしっかりと観察する必要がある。

講演や雑誌でよく見る、あの分類および文献

Inferior alveolar nerve & Lingual nerve

6 オトガイ神経の下顎骨内経過の分類（アンテリアループ）

出典 Solar P, Ulm C, Frey G, Matejka M. A classification of the intraosseous paths of the mental nerve. Int J Oral Maxillofac Implants 1994; 9 :339-344.

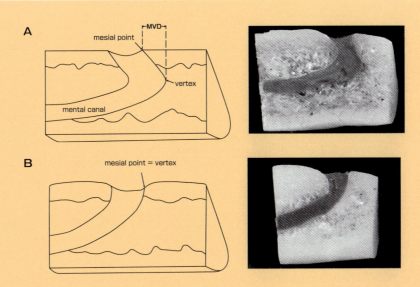

37体の解剖所見より、オトガイ神経の走行は、タイプA：22例、タイプB：15例に分類された。MVDの平均値は1mm（SD=1.2mm）であり、5mmが最大値であった。

Solar P, Ulm C, Frey G, Matejka M. A classification of the intraosseous paths of the mental nerve. Int J Oral Maxillofac Implants 1994; 9 :339-344.

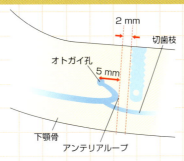

解説者コメント：解剖学的所見からは、オトガイ孔間にインプラントを埋入する場合は、オトガイ孔より5mm離し、さらに2mmの安全域を設けるのが安全である。さらに、前方に向かう切歯枝が太い場合もあり注意する。オトガイ神経の平均的な解剖を把握したうえで、個々の症例ごとにX線およびCTでアンテリアループの走行を確認する必要がある。

講演や雑誌でよく見る、あの分類および文献

Oral cancer screening

7 口腔癌の臨床型分類

出典　日本口腔腫瘍学会．口腔癌取扱い規約．第1版．東京：金原出版；2010．
　　　日本口腔腫瘍学会．科学的根拠に基づく口腔癌診療ガイドライン．2013年版．東京：金原出版；2013．

　口腔癌の臨床型分類としては、表在型、外向型、内向型の3型に分類する臨床発育様式分類が簡便で臨床病態をよく反映している（表）。早期舌癌（T1、T2）において、表在型・内向型は外向型と比べて原発巣再発率が高く、内向型は表在型・外向型と比べて頸部リンパ節への転移率が高いことがわかっている。

口腔癌の臨床型	臨床病態
表在型（superficial type）	表在性の発育を主とし、上顎・下顎歯肉と硬口蓋においては骨の吸収を認めないもの
外向型（exophytic type）	外向性の発育を主とし、上顎・下顎歯肉と硬口蓋においては骨吸収が骨表面にとどまるもの
内向型（endophytic type）	深部への発育を主とし、上顎・下顎歯肉と硬口蓋においては骨内への浸潤が著しいもの
分類不能型（unclassified type）	上記のいずれにも属さないもの

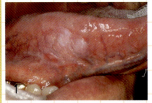
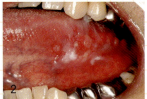
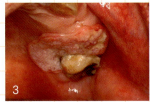
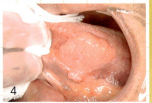

図1　右側舌扁平上皮癌（T2N0M0）表在型
図2　左側舌扁平上皮癌（T2N0M0）表在型
どちらも臨床的に非均一型白板症との鑑別は困難であるが、表在型の癌ではより紅斑が強く、びらんや潰瘍をともなうことが多い。

図3　左側上顎歯肉扁平上皮癌（T3N0M0）外向型
図4　左側舌扁平上皮癌（T2N0M0）外向型
どちらも硬結を伴って外向性に増大する腫瘤を認める。

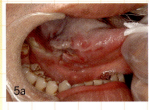
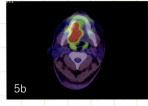

図5　右側舌扁平上皮癌（T4aN2bM0）内向型
a：口腔内所見。病変は粘膜表面よりも深部で大きく広がり、著しい硬結を呈する。
b：PET-CT像。正中を越えて深部への浸潤性発育を認める。一般に内向型の予後がもっとも悪い。

解説者コメント：悪性腫瘍の鑑別では、経過、硬結や潰瘍の有無、境界の明瞭さなどが重要となるが、表在型は非均一型白板症との鑑別が困難であり、内向型は粘膜面での病変が小さいことが多いため見落としやすい。早期（Stage 1、2）に発見できれば80％以上は根治可能であるため、歯科医師は日頃から歯以外の口腔内にも目を向けておく必要があり、定期検診の際には、必ず粘膜を含めた口腔全体を診査する。病変を発見した際は、切開やレーザーなどの侵襲を与えることなく、口内炎との鑑別のためにステロイド軟膏のみを塗布し、病変に接触する歯の削合や義歯の調整を行って、2週間経過を観察する。治癒しない場合は、患者に精査を受けたほうが良いことを説明して、躊躇なく専門機関に紹介する。

講演や雑誌でよく見る、あの分類および文献

8 口腔白板症の臨床的分類

出典 Pindborg JJ, Reichart PA, Smith CJ, vander Waal I. WHO. International Histological Classification of Tumours, Histological Typing of Cancer and Precancer of the Oral Mucosa. Second Edition. Berlin : Springer-Verlag, 1997. より引用改変

白砂兼光，古郷幹彦．口腔外科学．第3版．東京：医歯薬出版；2010．より引用改変

　口腔白板症の定義は「他のいかなる疾患としても特徴づけられない著明な白色の口腔粘膜の病変」（WHO、2002）であるが、前癌病変であることが重要であり、その癌化率は3.1%～16.3%とされている。また、「白板症」は、病理組織学的な上皮異形成や癌の有無に関係なく用いられる臨床的病名であるので、生検による病理組織検査が必要である。なお、病理組織学的に上皮内癌、浸潤癌と診断された後の病変は口腔癌として取り扱い、白板症には含めない。白板症は視診学的に均一型と非均一型に分けられ（表）、非均一型は均一型より一般的に癌化しやすい。特に白斑の中に紅斑を認める紅斑混在型は悪性化との関連が高い。現時点でエビデンスのある治療法は外科的切除のみであり、すでに癌化している可能性があることからも生検前の病変へのレーザー照射などは禁忌である。

視診学的分類	臨床病態	病理組織学的特徴
均一型（homogenous type）	全般的に薄く均一な白斑を呈する病変。	病理組織学的に過角化や棘細胞層の肥厚に留まり、上皮異形成をともなわないことが多い。悪性化の可能性は比較的低い。
非均一型（non-homogenous type）	白斑の濃度が非均一である病変。特に白斑の中に紅斑やびらんを認める紅斑混在型は、悪性の可能性が高い。	病理組織学的に上皮異形成を認めることが多く、すでに上皮内癌や浸潤癌へ移行していることもある。

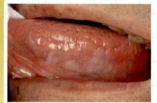 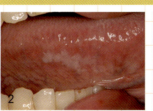 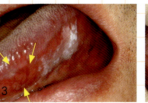 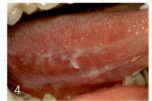

図1、図2　均一型白板症
白斑の濃度が薄く均一であり、病変の境界は比較的明瞭である。

図3　非均一型（紅斑混在型）白板症
濃い白斑と薄い白斑が混在し、前方には紅斑（矢印）を認める。

図4　非均一型白板症
白斑の濃度が非均一で病変が点在しており、境界も不明瞭である。

解説者コメント：白板症の癌化率は10%程度とされているが、臨床的に白板症と診断される病変の中に、実際にはすでに癌化しているものが含まれていることに注意する。特に非均一型白板症は病理組織学的には癌であることが多い。治療（外科的切除）は生検を行ってから行う場合と、切除生検（病理組織学的検査を兼ねて、病変に安全域を設けて切除する術式）として行う場合がある。生検にて異形成を認めない場合は経過観察することも多い。したがって白板症と思われる病変を発見した際は、誘因と考えられるものがあれば除去し、病変には刺激を加えず、ステロイド軟膏塗布のみで2週間経過を観察する。治癒しない場合は速やかに専門機関に紹介する。

講演や雑誌でよく見る、あの分類および文献

BRONJ/MRONJ/ARONJ

AAOMSと顎骨壊死検討委員会のポジションペーパーとの比較

出典 Ruggiero SL, Dodson TB, Fantasia J, Goodday R, Aghaloo T, Mehrotra B, O'Ryan F. American Association of Oral and Maxillofacial Surgeons. American Association of Oral and Maxillofacial Surgeons position paper on medication-related osteonecrosis of the jaw—2014 update. J Oral Maxillofac Surg 2014;72(10):1938-1956.
顎骨壊死検討委員会[編]．骨吸収抑制薬関連顎骨壊死の病態と管理：顎骨壊死検討委員会ポジションペーパー2016.

ARONJ の臨床症状とステージング	
ステージ	臨床症状および画像所見
ステージ0	臨床症状：骨露出／骨壊死なし、深い歯周ポケット、歯牙動揺、口腔粘膜潰瘍、腫脹、膿瘍形成、開口障害、下唇の感覚鈍麻または麻痺（Vincent症状）、歯原性では説明できない痛み 画像所見：歯槽骨硬化、歯槽硬線の肥厚と硬化、抜歯窩の残存
ステージ1	臨床症状：無症状で感染を伴わない骨露出や骨壊死またはプローブで骨を触知できる瘻孔を認める。 画像所見：歯槽骨硬化、歯槽硬線の肥厚と硬化、抜歯窩の残存
ステージ2	臨床症状：感染を伴う骨露出、骨壊死やプローブで骨を触知できる瘻孔を認める。骨露出部に疼痛、発赤を伴い、排膿がある場合と、ない場合とがある。 画像所見：歯槽骨から顎骨におよぶびまん性骨硬化／骨溶解の混合像、下顎管の肥厚、骨膜反応、上顎洞炎、腐骨形成
ステージ3	臨床症状：疼痛、感染または1つ以上の下記の症状と伴う骨露出、骨壊死、またはプローブで骨を触知できる瘻孔。 歯槽骨を超えた骨露出、骨壊死（例えば、下顎では下顎下縁や下顎枝にいたる。上顎では上顎洞、頬骨にいたる）。その結果、病的骨折や口腔外瘻孔、鼻・上顎洞口腔瘻孔形成や下顎下縁や上顎洞までの進展生骨溶解。 画像所見：周囲骨（頬骨、口蓋骨）への骨硬化／骨溶解進展、下顎骨への病的骨折、上顎洞底への骨溶解進展

注：ステージ0のうち半分はONJに進展しないとの報告があり、過剰診断とならないよう留意する。

講演や雑誌でよく見る、あの分類および文献

	顎骨壊死検討委員会ポジションペーパー2016	American Association of Oral and Maxillofacial Surgeons (AAOMS) Position Paper on Medication-Related Osteonecrosis of the Jaw-2014 Update
名称	ARONJ (Anti-resorptive agents-related ONJ) BRONJ (BP-Related ONJ) と RANKL に対するヒト型 IgG2 モノクローナル抗体製剤（一般名：デノスマブ、商品名：プラリア、ランマーク）由来の顎骨壊死 DRONJ (Denosumab-related ONJ) を併せた名称を提唱している。	MRONJ (Medication-related ONJ) 血管新生阻害薬、あるいは分子標的治療薬でも顎骨壊死の発症率が増加するとの報告から、薬剤関連顎骨壊死の名称を提唱している。
診断基準	1. BP またはデノスマブによる治療歴がある。 2. 顎骨への放射線照射歴がない。また骨病変が顎骨へのがん転移でないことが確認できる。 3. 医療従事者が指摘してから8週間以上持続して、口腔・顎・顔面領域に骨露出を認める、または口腔内、あるいは口腔外の瘻孔から触知できる骨を8週間以上認める。 ※顎骨壊死ポジションペーパー2016には3の末尾に「ただしステージ0に対してはこの基準は適用されない」と追加されている。	
ステージ分類	骨露出・壊死がないステージ0を含む4段階評価（ステージ0～3）※詳細は140ページ参照 顎骨壊死検討委員会ポジションペーパー2016には「ステージ0のうち半分はONJに進展しないとの報告があり、過剰診断とならないように留意する。」と注釈がある。	
侵襲的歯科治療前の骨吸収抑制薬の休薬 — 骨粗鬆症患者	骨吸収抑制薬の治療を受けている患者の投与継続、もしくは休薬にはさまざまな議論があるとした上で、骨吸収抑制薬の休薬がONJ発生を予防するか否かは不明であり、Evidence-based-Medicine (EBM) の観点に基づいて論理的に判断すると、「侵襲的歯科治療前のBP休薬を積極的に支持する根拠に欠ける」としている。しかしながら、米国 Food on Administration (FDA) のアドバイザリーボードなどのグループの後ろ向き試験の結果（骨粗鬆症患者においてBP治療が4年以上にわたる場合には、BRONJ発生率が増加する）や、AAOMSの休薬プロトコールにも触れ、「国際的レベルで、医師、歯科医師、口腔外科医を含むチーム体制での休薬可否に関する前向き臨床研究が望まれる」としている	確立されたエビデンスに乏しいとしながらも、休薬にともなうベネフィットを支持する立場をとっている。その上で、骨吸収抑制薬投与を4年以上受けている場合、あるいはONJのリスク因子を有する場合において、全身状態が許容すれば2ヵ月の骨吸収抑制薬の休薬を考慮することを慎重な対応のひとつとしている。
侵襲的歯科治療前の骨吸収抑制薬の休薬 — がん患者		MRONJの予防に努め、可及的に侵襲的な処置を避ける。患者の状態に応じて主治医と骨吸収抑制薬の休薬について相談する、としている。
観血処置後の骨吸収抑制薬の再開時期	侵襲的歯科治療後に休薬した場合、再開は十分な骨性治癒がみられる2ヵ月前後が望ましい。主疾患の病状により投与再開を早める必要がある場合は、術創部の上皮化がほぼ終了する2週間を待って術部に感染がないことを確認した上で投与を再開する。	経口薬については、「侵襲的な処置後3ヵ月間の休薬を考慮したほうが良いかもしれない」と述べられている。
顎骨壊死治療中の骨吸収抑制薬の休薬	発生したARONJの治療を進めている間の骨吸収抑制薬投与を中止もしくは、継続するかに関して一定の見解はない。がん患者では原則として休薬しない。一方、骨粗鬆症患者の場合は骨折リスクが高い場合を除き、治療が完了するまでの間の骨吸収抑制薬の投与または継続の可否を検討する必要がある。	明記なし
治療方針の相違点	顎骨壊死検討委員会ポジションペーパー2016では、ステージ2より外科手術が治療の選択肢として挙げられている。	

解説者コメント：ARONJもしくはMRONJのマネージメントや治療形態の確立には、前向き試験においてエビデンスを集積し、各専門家間でさらなる協議を重ねる必要がある。実臨床においては、一番のリスクファクターである炎症をコントロールし、顎骨壊死の発症を予防することがわれわれ歯科医師の使命である。また、原因とされている薬は、患者にとってベネフィットのある治療薬である。日頃より情報を収集し、患者に対し不必要な不安をあおることがないよう、適切なインフォームドコンセントを心掛けなければならない。

講演や雑誌でよく見る、あの分類および文献

Orofacial pain

10 4つのペインスケール

出典　Ferreira-Valente MA, Pais-Ribeiro JL, Jensen MP. Validity of four pain intensity rating scales. Pain 2011;152(10):2399-2404.
　　　日本口腔顔面痛学会〔編〕．口腔顔面痛の診断と治療ガイドブック．第2版．東京：医歯薬出版；2016．

VAS（Visual Analogue Scale）：視覚的評価スケール

全く痛みがない ───────────── これ以上の強い痛みは考えられない、または最悪の痛み

VASは記述式であり、100mmの線の左端を「痛みなし」、右端を「最悪の痛み」として、現在の痛みが直線上のどの位置にあるかを示す方法である。

VRS（Verbal Rating Scale）：口頭評価スケール

痛みなし　少し痛い　痛い　かなり痛い　耐えられないくらい痛い

VRSは痛みを3〜5段階程度の言葉で表し、どの程度の痛みかを質問して評価するものである。

NRS（Numerical Rating Scale）：数値評価スケール

0　1　2　3　4　5　6　7　8　9　10
痛みなし　　　　　　　　　　　想像できる最大の痛み

NRSは痛みを「0：痛みなし」から「10：最悪の痛み」までの11段階に分け、痛みの程度を数字で選択する方法である。

FPS（Faces Pain Scale）：表情評価スケール

FPSは6段階の顔の表情で痛みの強度を評価する方法である。

解説者コメント：[4つのペインスケールの使い分け]

評価法としてはさまざまなツールが開発されているが、信頼性、妥当性ともに検証されているものは、VAS、VRS、NRSである。Orofacial pain領域では、痛みをより正確に表現できるVASが頻用されているが、方法が理解できないと評価できず、筆記用具が必要であることから、小児や高齢者には適応にならないことがある。VRSは理解しやすく、電話でも聴取できる利点があるが、言葉による表現のため患者が経験している痛みを正確に表しているとは限らない。また、段階が少なく痛みを詳細に評価できない可能性がある。NRSは国際的に痛みの評価ツールとして合意されているスケールであり、一般的にはもっとも多く使用されている。FPSは質問や記載がないため、小児（3歳以上）や高齢者、認知症患者の痛みの自己評価において有用である。しかし、痛み以外の気分を反映する可能性や、段階が少なく痛みを詳細に評価できない可能性があることなどが指摘されている。この4つのスケールはあくまでも主観的評価であるため、2人の患者の数値が同じでも痛みの強さが同じとは限らない。一方、同一患者の経時的評価には適しており、初診時から同じ評価法で治療効果などを追っていくことが重要である。

講演や雑誌でよく見る、あの分類および文献

Orofacial pain

11 口腔顔面痛疾患の構造化問診と鑑別診断

出典　村岡渡．痛みの構造化問診．In：日本口腔顔面痛学会編，口腔顔面痛の診断と治療ガイドブック．第2版．東京：医歯薬出版；2016:70-73.

痛みの構造化問診	病態							
	咀嚼筋痛障害	顎関節痛障害	三叉神経痛	帯状疱疹後神経痛	上顎洞性歯痛	心臓性歯痛	群発頭痛	特発性歯痛
1：部位	上下顎、顔面	上下顎、顔面、耳前部、耳	片側、顔面、顎、歯、歯肉	片側、顔面、顎、歯、歯肉、口腔粘膜	片側または両側頬、上顎の歯、特に臼歯部	両側性が60%下顎＞上顎	片側、側頭部、眼窩、目の奥、上顎臼歯	下顎＜上顎大・小臼歯が多い
2：発現状況	徐々に	あくびや硬いものを食べたなど	徐々に悪化	最近、帯状疱疹の既往あり、3か月以上持続	数日前から	労作時に発現	突然	さまざま
3：経過	半年前から徐々に悪化など	1週間前から突然生じたなど	数週間前からなど	帯状疱疹が治癒してから痛みが悪化	風邪をひいたなど	ときどき痛みを生じるようになり徐々に悪化	発作性	4か月以上持続で徐々に悪化
4：質	にぶい、重苦しい	ギクッと走るような	電気が走ったようなするどい	焼き付くような、チクチク、ぴりぴり、にぶい	ズキンズキンと脈打つ、にぶい、うずくような	しめ付けられる、圧迫感、焼け付くような	するどい、刺すような、脈打つ	うずくような、うんざりするような
5：程度	弱い～強い	痛いが食べられる	激痛、NRS*10痛くて食べられない	中程度～激痛 NRS 5～10	中程度～強い	強度	激痛	中程度～激痛
6：頻度	持続している	1日数回～数十回	1日10回くらい	持続しているときどき強い痛み	持続している	1日数回など	1～8回／日	持続痛またはほぼ持続痛
7：持続時間	持続している	数秒	数十秒	持続している（＋ときどき数秒の激痛）	持続している	数分～20分、それ以上	15分～180分	持続痛またはほぼ持続痛
8：時間的特徴	夕方は痛みが悪化	-	就寝中は痛くない	-	夜間は痛みが悪化	-	-	-
9：増悪因子	食事、ストレス	食事、開口	食事、洗顔、歯磨き	食事、洗顔	入浴、下を向く	運動、労作、興奮、食事	アルコール摂取	歯科治療で改善しないまたは悪化
10：緩解因子	温める、マッサージ	安静	安静		冷やす、鎮痛薬の服用	安静		
11：随伴症状	頭痛、肩こり		-	顔のしびれ（知覚鈍麻）	頭痛　上顎多数歯が咬むと痛い	胸痛（ただし半数は胸部痛を伴わない）、胸部不快感、左腕痛、頸部痛	涙が流れる、鼻水が出る（自律神経症状）	-
12：疼痛時行動	押す	大開口しない	じっとしている	顔を押さえる	冷やす	落ち着かない	じっとしていられない	

* NRS=Numerical Rating Scale（142ページ参照）

本表は、左列のように、痛みに対して「部位」や「発現状況」など12の項目による系統化された問診を用いて、鑑別すべき疾患の特徴をまとめたものである。たとえば、これに当てはまる項目の多い病態が鑑別診断の候補に挙がる。

解説者コメント：口腔顔面痛患者は長期で複雑化した経過の場合も多く、本表の活用によって痛みの特徴が整理できることや診察時間の短縮につながるといったメリットがある。鑑別診断の列挙に有用であるが、最終的な病態診断のためには、その後の問診の追加や各種診査が必要である。

講演や雑誌でよく見る、あの分類および文献

12 Bone regeneration
Urbanのフラップデザインの分類：上顎前歯部垂直性骨欠損に対する骨造成術

出典　Urban IA, Monje A, Nevins M, Nevins ML, Lozada JL, Wang HL. Surgical Management of Significant Maxillary Anterior Vertical Ridge Defects. Int J Periodontics Restorative Dent 2016;36(3):329-337.

著者らは、上顎前歯部の垂直性骨欠損（VRA）に対する骨造成術時のフラップデザインを、前庭の深さと骨膜の状態により分類した。

分類	VRA	水平的骨欠損	過去の手術歴	前庭	骨膜	術式	難易度
Type I	軽度〜中等度	あるかもしれない	なし	深い	既存	remote flap＊＋骨膜切開、弾性線維の分離＋二層縫合	やさしい
Type II	高度	あり	あるかもしれない	浅い	既存	safety flap＊＊＋乳頭組織移動術、口輪筋下部の形成＋二層縫合	難しい
Type III	軽度〜中等度	あるかもしれない	あり	深い	瘢痕化	remote flap＋骨膜切開をともなう骨膜形成術、弾性線維の分離＋二層縫合	中等度
Type IV	中等度〜高度	あるかもしれない	あり	浅い	瘢痕化	safety flap＋骨膜切開をともなう骨膜形成術、乳頭組織移動術もしくは骨膜切除＋弾性線維の分離＋二層縫合	難しい

＊remote flap＝欠損より1〜2歯離れた位置に入れる縦切開；＊＊safety flap＝欠損より3〜4歯離れた位置に入れる縦切開

---

① Type I：Deep vestibule and native periosteum（深い前庭と既存骨膜）
適応症：6mmまでの垂直性骨欠損で、通常の口腔前庭の深さ、角化歯肉、健全な骨膜を有している。

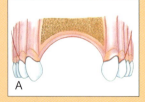A 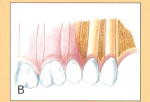B 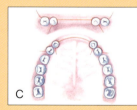C 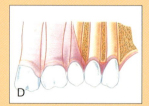D

- 切開を歯槽頂の中央で行い、全層弁で剥離する。角化歯肉が豊富な場合は、2mm程度唇側に切開ラインを設定する。
- 唇側の縦切開は、欠損より2歯離れた位置に設定する（図A、B）。
- 口蓋側の縦切開は、欠損部位の隣在歯の遠心隅角より6〜8mmの長さで設定する（図C）。
- 歯間部の骨が吸収している場合は、歯間乳頭に触れずに水平方向に切開線を設ける（図D）。
- 骨膜切開と弾性線維を鈍的に切り離し減張した後に、切開線より4mm離した、水平マットレス縫合と、単一結節縫合を併用した、二層縫合で閉創する。可能であれば、縫合糸はe-PTFE縫合糸を用いる。

講演や雑誌でよく見る、あの分類および文献

② Type Ⅱ：Shallow vestibule and native periosteum（浅い前庭と既存骨膜）
　適応：骨膜に瘢痕形成を認めないが、口腔前庭が浅い症例。遊離歯肉移植術をすることで、通常の深さの前庭を獲得し Type I の術式を適応することもできる。

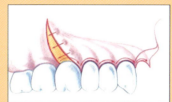

図1　縦切開は、3〜4歯離した位置に設定し、乳頭を近心側にシフトするように縫合する（papilla shift technique）。

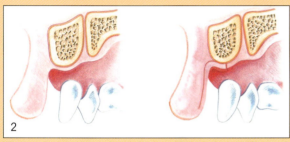 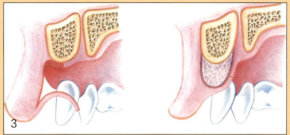

図2、3　フラップの内側で、唇の方向に骨膜下で部分層弁を形成する。その際に、口輪筋線維を損傷しないように注意する（suborbicularis preparation）。二層縫合で閉創する。

③ Type Ⅲ：Deep vestibule and scarred periosteum（深い前庭と瘢痕化した骨膜）
　適応：口腔前庭の深さは保たれているが、過去の骨移植術などの手術歴が原因で、骨膜が瘢痕化した軽度〜中等度の垂直性骨欠損を有する症例。

図4、5　切開線は Type I に準じて行う。瘢痕化し肥厚した骨膜を形成するか部分的に切除し（periosteoplasty/ periosteal excision）、フラップに可動性を持たせた状態で、二層縫合で閉創する。形成した骨膜を引き上げて縫合することは、骨膜を締め上げ軟組織治癒不全をきたす可能性があることより推奨されない。

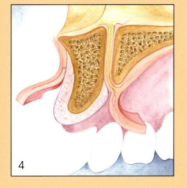 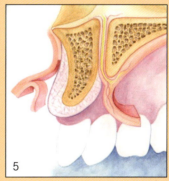

④ Type Ⅳ：Shallow vestibule and scarred periosteum（浅い前庭と瘢痕化した骨膜）
　適応：重篤な垂直性骨欠損か、過去に失敗した再生療法に起因する瘢痕化した骨膜を有する、軽度〜中等度の垂直性骨欠損症例。
・TypeⅡ と TypeⅢ を組み合わせた方法で手術を行う。

解説者コメント：骨造成量と周囲軟組織の状態に応じたフラップデザインを選択し、テンションリリーフ縫合を心掛ける必要がある。

13 Urbanのソーセージテクニック

Bone regeneration

出典　Urban IA. Vertical and Horizontal Ridge Augmentation. London : Quintessence Publishing, 2017:117-146.
　　　小田師巳. Urbanらのソーセージテクニック. In：岩田健男, 山﨑長郎, 和泉雄一[主席編集]. PRD YEAR BOOK 2017. 東京：クインテッセンス出版, 2017:160-170.

　Urbanは、水平性骨欠損を有する患者に対し、効率的に歯槽堤辺縁部の骨を造成させる方法を報告している。本方法は、自家骨と無機ウシ由来骨ミネラル(以下ABBM)を混ぜ合わせた移植材料を、吸収性メンブレンとチタンピンで固定する術式である。このテクニックの特徴は、メンブレンの固定方法と骨填入方法にある。
　根尖側よりメンブレンを固定し、移植材料を填入後、最後に歯槽頂部または舌側にピンで固定する方法(根尖側パウチテクニック)では、骨が根尖側寄りに造成され、インプラント埋入時にさらに歯槽堤を造成させるためにカントゥアーオーギュメンテーションを行わなければならない症例があるとし、後述するような方法で水平的に骨造成を行っている。術式名の由来のとおりソーセージのようにメンブレンの内部に補填材料をはち切れんばかりに詰め込みチタンピンで留めることが、本術式を成功に導くポイントとされる。下顎臼歯部の水平的骨吸収に対するソーセージテクニックを以下に示す。

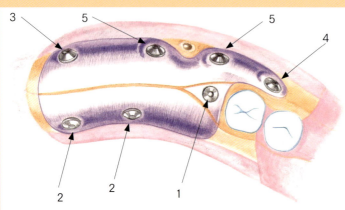

メンブレンを固定する順番：歯槽頂および舌側から固定し、移植材料填入後に5の部分に1～2個のピンで固定する。

Urban IA. Vertical and Horizontal Ridge Augmentation. London:Quintessence Publishing, 2017;127. より引用改変

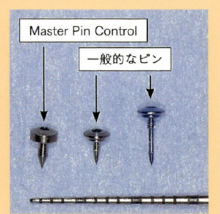

本術式で推奨されているピン。一般的なものより太く、斜めからも強固に固定可能である(写真は小田師巳氏のご厚意による)。

小田師巳. Urbanらのソーセージテクニック. In: 岩田健男, 山﨑長郎, 和泉雄一[主席編集]. PRD YEAR BOOK 2017. 東京：クインテッセンス出版, 2017:161. より引用

講演や雑誌でよく見る、あの分類および文献

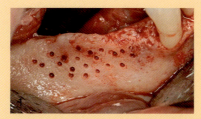

図1　皮質骨のデコルチケーションを行う。

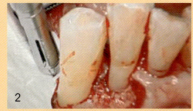

図2　残存最後方歯遠心部の骨に吸収性メンブレン（Bio-Gide）をピン固定する。

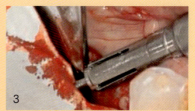

図3　次に舌側皮質骨にピン固定する。

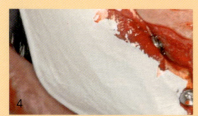

図4　メンブレンが固定された状態。

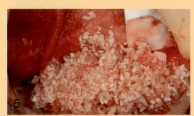

図5　混合した移植材料（自家骨：ABBM＝1：1）を填入した際の頬側面観。

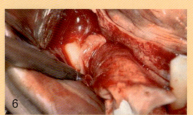

図6　遠心頬側にピンを留める際の頬側面観。

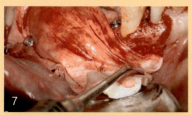

図7　近心頬側にピンを留める際の頬側面観。いずれの場合も膜が伸展していることに注目されたい。

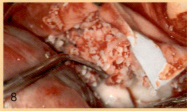

図8、図9　移植材料を頬側根尖方向から"押し上げている"際の頬側面観。近遠心の固定ピンの間から、メンブレンが膨らむまで移植材料を歯槽頂方向に追加した後に、2本のチタンピンを追加して移植材料を固定する。

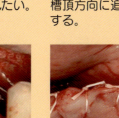

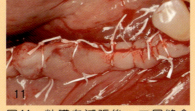

図10　伸展して固定された膜の頬側面観。移植材料が動かないことを確認する。

図11　粘膜を減張後、二層縫合（マットレス縫合と単純縫合）*で閉創する。*二層縫合については、「Urbanのフラップデザインの分類：上顎前歯部垂直性骨欠損に対する骨造成術」の項（144ページ）を参照されたい。

Urban IA. Vertical and Horizontal Ridge Augmentation. London:Quintessence Publishing, 2017;123-125. より引用

解説者コメント：Urban は、ソーセージテクニックは水平的な歯槽堤造成に対して予知性があるが、垂直的な歯槽堤造成に対しての予知性はないことを言及している点に注意したい。Urban は同書において、チタン強化型メンブレンを垂直的骨造成術に用いている。閉創は、テンションリリーフ縫合が必須である。

講演や雑誌でよく見る、あの分類および文献

Dry mouth

14 ドライマウスの分類と診断

出典　中村誠司．ドライマウス基礎から臨床　ドライマウスの分類と診断．日口外誌 2009;55:169-176.

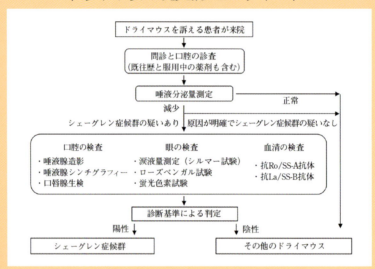

ドライマウスの診断フローチャート

日本口腔粘膜学会用語・分類検討委員会による口腔乾燥症（ドライマウス）の分類案（最終案）

（1）唾液腺自体の機能障害によるもの
　1）シェーグレン症候群
　2）放射線性口腔乾燥症
　3）加齢性口腔乾燥症
　4）移植片対宿主病（GVHD）
　5）サルコイドーシス
　6）後天性免疫不全症候群（AIDS）
　7）悪性リンパ腫
　8）特発性口腔乾燥症

（2）神経性あるいは薬物性のもの
　1）神経性口腔乾燥症
　2）薬物性口腔乾燥症

（3）全身性疾患あるいは代謝性のもの
　1）全身代謝性口腔乾燥症
　2）蒸発性口腔乾燥症

＊（1）の2）〜8）および（2）（3）においては、「自覚的ならびに他覚的口腔乾燥症状がある」とする。
＊本分類で記載する「唾液分泌量の減少」は、ガムテストにて10分間で10mL以下、Saxonテストにて2分間で2g以下、安静時唾液量にて15分間で1.5mL以下の少なくともいずれかに該当するものとする。また、「唾液腺機能低下」は唾液腺シンチグラフィーにて機能低下を認めるものとする。

解説者コメント：口腔乾燥症の原因は多岐にわたるため、詳細な病歴、服薬状況などを確認する必要がある。特に高齢者では薬物が口腔乾燥症の原因になっていることが多い。口腔乾燥の自覚を訴える際には、比較的簡便な唾液分泌量測定（ガム試験）がスクリーニングとして有効である。

講演や雑誌でよく見る、あの分類および文献

Maxillary sinus

15 上顎洞と上顎臼歯根尖との距離

出典　Eberhardt JA, Torabinejad M, Christiansen EL. A computed tomographic study of the distances between the maxillary sinus floor and the apices of the maxillary posterior teeth. Oral Surg Oral Med Oral Pathol 1992;73(3):345-346.

上顎洞底に近い根	上顎骨頬側壁に近い根
7|7 の近心頬側根（平均0.83 mm）	4|4 の近心頬側根（平均1.63 mm）
6|6 の口蓋根（平均1.56mm）	6|6 の遠心頬側根（平均1.72mm）

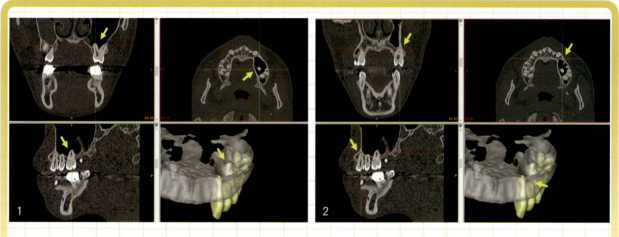

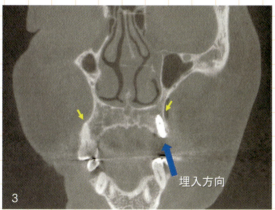

図1　|6 口蓋根は上顎洞内に突出することも多い。
図2　|4 頬側根は上顎骨頬側壁に近接している。
図3　4|4 部インプラント埋入時には、頬側壁を穿孔しないよう埋入角度に注意が必要である（青矢印）。天然歯である|4 頬側根根尖部の位置と|4 部インプラント先端部の位置に注目（黄色矢印）。

解説者コメント： 7|7 の近心頬側根や 6|6 の口蓋根は洞底に近接、あるいは突出しているため、抜歯時の洞内迷入や根管治療時の材料や洗浄液の逸脱の可能性について常に意識しておく必要がある。4|4 の近心頬側根は上顎骨頬側壁に近接している。すなわち、4|4 部インプラント埋入時には、インプラント先端が頬側皮質骨を穿孔しやすいため埋入角度に注意が必要である。なお、歯と上顎洞との解剖学的位置関係は個体差が大きく、現代の口腔外科手術においてはCT撮影が必須である。

講演や雑誌でよく見る、あの分類および文献

16 上顎洞造成術に関連した上顎骨内の血管走行に関する分類

Maxillary sinus

出典 Mardinger O, Abba M, Hirshberg A, Schwartz-Arad D. Prevalence, diameter and course of the maxillary intraosseous vascular canal with relation to sinus augmentation procedure: A radiographic study. Int J Oral Maxillofac Surg 2007;36(8):735-738.

各部位における骨管と歯槽頂の距離

	症例数	最小値(mm)	最大値(mm)	平均(mm)	SD
第一小臼歯	50	10	34	22.548	5.49796
第二小臼歯	41	6	30.25	19.0541	4.60333
第一大臼歯	37	5	29	16.9221	4.4531
第二大臼歯	37	11.5	27	18.8802	3.86095

Lekholm と Zarb の分類 * と血管までの距離との関係

	A+B(mm)	C(mm)	D(mm)	E(mm)
歯槽頂と血管の距離				
平均	21.25	16	11.08	9.6
範囲	17〜27	15〜18	8〜15	7〜12
歯槽堤の高さ				
平均	12.56	8	4.8	2.1
範囲	9〜20	5〜10	3〜7	1〜4

* Lekholm と Zarb による抜歯後の骨形態の分類

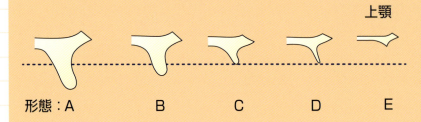

形態：A　B　C　D　E　　上顎

骨形態 A：歯槽骨がほぼ残存している。B：歯槽骨に中等度の吸収が認められる。C：歯槽骨のほとんどが吸収している。D：顎骨の吸収が認められる。E：顎骨の著しい吸収が認められる。

Brånemark PI, Zarb GA, Albrektsson T. Tissue-Integrated Prostheses. Chicago:Quintessence, 1985. より引用改変

著者らは、208例のCT画像において、上顎洞側壁中を経過する後上歯槽動脈の歯槽頂からの距離を調査し、第一大臼歯部において、その値は平均16.9mmであったと報告している。また、Zarbらの骨形態の分類のA〜Cでは、骨開窓ラインの上縁を歯槽頂より15mm以下に設定することが望ましいと推奨している。

解説者コメント：上顎洞底挙上術を実施する患者では、骨形態DおよびEの患者が多いため、実臨床においては骨形態DおよびEの平均値（約10mm）を参考にするとよい。平均的な血管の走行を把握することはもちろんであるが、個々の患者において、術前に想定される骨開窓部に血管が存在するかをCTの冠状断で確認し手術に臨むべきである。また、手術の際は、適切な止血器具（電気メスの止血用プローブ、スタンツェ型骨止血器など）を準備する。

講演や雑誌でよく見る、あの分類および文献

Infection 17 歯性感染症治療の推奨抗菌薬

出典　金子明寛，青木隆幸，池田文昭，川辺良一，佐藤田鶴子，津村直幹. JAID/JSC 感染症治療ガイドライン2016- 歯性感染症 -. 日本化学療法学会雑誌 2016;64:641-646.

- 「歯性感染症の臨床分類」
  歯性感染症は、以下の1群から4群に分類される。
  1群〔歯周組織炎〕、2群〔歯冠周囲炎〕、3群〔顎炎〕、4群〔顎骨周囲の蜂巣炎〕
- 「推奨グレード」
  A：強く推奨する、B：一般的な推奨、C：主治医による総合的判断
  「文献エビデンスレベル」
  Ⅰ：ランダム化比較試験、Ⅱ：非ランダム化比較試験、Ⅲ：症例報告、Ⅳ：専門家の意見
- 「推奨される抗菌薬治療」
  歯性感染症に対する抗菌薬効果判定の目安は3日とし、増悪の際は、外科的消炎処置の追加、他剤への変更を考慮する。
  1. 第一選択経口薬
    ① 1群または2群（軽症から中等症）
      膿瘍を形成している症例では切開などの消炎処置を行い、
      ・AMPC(amoxicillin) 1回250mg を1日3〜4回服用(小児：1回10〜15mg/kg・1日3回)〔A Ⅳ〕ペニシリンアレルギーがある場合は、
      ・CLDM(clindamycin) 1回150mg を6時間毎に服用〔B Ⅰ〕
      ・AZM 1回500mg を1日1回 3日間 服用(小児は歯科適応なし)〔B Ⅰ〕
      ・AZM 1回2g を1日1回(小児は歯科適応なし)
      ・CAM(clarithromycin) 1回200mg を1日2回服用(小児：1回7.5mg/kg・1日2回*)〔B Ⅱ〕
      *社会保険診療報酬支払基金審査情報では原則として、「クラリスロマイシン（小児用）」を「歯周組織炎，顎炎」に処方した場合、当該使用事例を審査上認める。
    ② 3群または4群（重症）
      顎骨周囲の蜂巣炎、頸部膿瘍などの重症歯性感染症では、β-ラクタマーゼ産生嫌気性菌に注意が必要である。顎骨炎など症状の増悪が予想される症例では、
      ・SBTPC(sultamicillin)* 1回375mg を1日2〜3回服用(小児は歯科適応なし)〔C〕
      *社会保険診療報酬支払基金審査情報では原則としてSBTPCを手術創などの二次感染、顎炎、顎骨周囲の蜂巣炎に処方した場合、当該使用事例を審査上認める。
      ・CVA/AMPC(clavulanic acid/amoxicillin) 1回250mg を1日4回服用(小児は歯科適応なし)〔C〕
      ・AMPC 1回500mg 1日3回 服用(小児：1回15mg/kg・1日3回)〔C〕
      ペニシリンアレルギーのある場合は、
      ・CLDM 1回150mg を6時間毎に服用〔C Ⅰ〕
      ・CCL(cefaclor) 1回250mg を1日3回服用(小児：1回15mg/kg・1日3回)〔B〕
      ペニシリンアレルギー患児の約15%がセフェム系薬にもアレルギーを有するので注意が必要
      ・STFX(sitafloxacin) 1回100mg を1日2回服用(小児は歯科適応なし)〔C Ⅲ〕
  2. 第二選択経口薬
    炎症の進行期でペニシリン系薬およびセフェム系薬の効果が認められない時はβ-ラクタマーゼ産生菌種を考慮し、
    ・STFX 1回100mg を1日2回服用(小児は適応なし)〔C Ⅲ〕
    ・FRPM(faropenem) 1回150〜200mg を1日3回服用(小児：1回5mg/kg・1日3回)〔C〕

解説者コメント：注射用抗菌薬については今回割愛する。抗菌薬の適正使用を心掛け、やみくもに広域スペクトルの薬を使用することは避けるべきである。また、頸部腫脹、開口障害、および嚥下時痛は既に炎症が波及しているサインである。3日間の再評価期間を待たずして、専門医療機関に紹介することも時に必要である。詳細はガイドラインを参照されたい。

講演や雑誌でよく見る、あの分類および文献

Autotransplantation

18 月星の自家歯牙移植の分類

出典 Tsukiboshi M. Autotransplantation of teeth: Requirements for predictable success. Dent Traumatol. 2002;18(4):157-180.
月星光博. シリーズMIに基づく歯科臨床 vol.04 自家歯牙移植 増補新版. 東京：クインテッセンス出版，2014.

自家歯牙移植の分類
1. 本来の移植（図1）
2. 歯槽窩内移植の外科的整直・外科的挺出（図2・図3）
3. 意図的再植（図4）

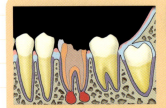 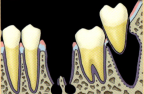 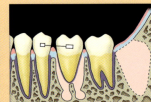 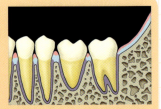

図1　1．本来の移植。機能に参加していない智歯などを保存不可能な臼歯へ移植するなど、「同一個人においてある部位から別の部位へ外科的に歯を移動する処置」を示す。

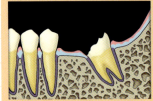 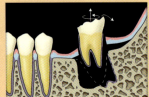 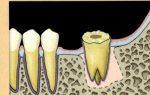 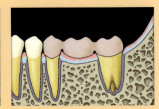

図2　2．歯槽窩内移植の外科的整直。歯の傾斜や放出量を外科的に変更する目的で、いったん抜いた歯を元の歯槽窩内へ、方向や位置を変更して再植立する処置。

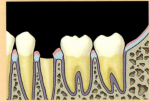 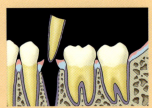 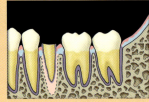 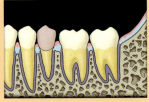

図3　2．歯槽窩内移植の外科的挺出。歯の傾斜や放出量を外科的に変更する目的で、いったん抜いた歯を元の歯槽窩内へ、方向や位置を変更して再植立する処置。

講演や雑誌でよく見る、あの分類および文献

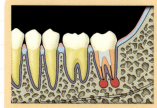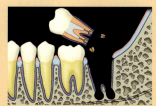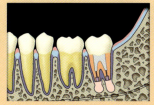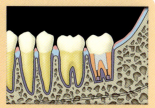

図4　3.　意図的再植。根管由来の問題を解決する目的などで、歯を意図的にいったん抜歯し、口腔外で処置を行った後、元の歯槽窩に元通り再植立する治療。

月星光博. シリーズ MI に基づく歯科臨床 vol.04 自家歯牙移植 増補新版. 東京：クインテッセンス出版，2014;72-73. より引用

解説者コメント：自家歯牙移植は、月星によれば「同一個人においてある部位から別の部位へ外科的に歯を移植する処置」とされる。自家歯牙移植はその目的や方法の違いから、「本来の移植」、外科的整直や外科的挺出を含む「歯槽窩内移植」そして「意図的移植」に大きく分類される。すべての分類において、移植に際しては口腔内環境、移植歯および受容側の状態、患者の協力度などを総合的に判断して、適応に従い実施する必要がある。

講演や雑誌でよく見る、あの分類および文献

19 従来の外科的歯内療法とエンドドンティックマイクロサージェリーとの比較

Endodontic microsurgery

出典　吉川剛正．根尖部病巣の治療．補綴誌．2014;6(4):368-373．より引用改変
Kim S, Kratchman S. Modern endodontic surgery concepts and practice: a review. J Endod 2006;32:601-623．より引用改変
Setzer FC, Shah SB, Kohli MR, Karabucak B, Kim S. Outcome of endodontic surgery: A meta-analysis of the literature — part 1: Comparison of traditional root-end surgery and endodontic microsurgery. J Endod 2010;36:1757-1765．より引用改変

	従来法	エンドドンティックマイクロサージェリー
根尖部切除量	―	3 mm が目安
歯根切断面のベベル	45〜60°	10°未満
逆根管充填窩洞	バー	超音波レトロチップ
逆根管充填材	アマルガム、グラスアイオノマーセメントなど	MTA、Super EBA、接着性レジンなど
拡大装置	なし	マイクロスコープおよび付属器材

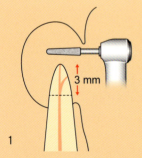
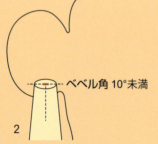
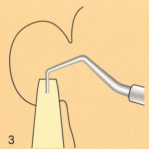
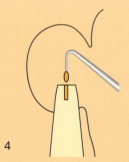

図1　根尖部切除量：根尖分岐を除去するため、3 mm 根尖を切除。
図2　歯根切断面のベベル：歯軸に対して垂直に切断（ベベル角10°未満）。
図3　逆根管充填窩洞：超音波レトロチップで逆根管充填窩洞を形成。
図4　MTA、Super EBA、接着性レジンなどで逆根管充填。

解説者コメント：根尖部3 mm を切除することで、98％の根尖分岐が除去される。また、従来法では、切断面が肉眼で観察できるように大きくベベルを付与して斜めに切断していたが、ベベルが大きくなるほど切断面に露出開口する象牙細管の量が増加するため象牙細管経由での漏洩が増加する。Microsurgery では切断面をマイクロミラーで観察することが可能であり、骨削除量や歯根切断面のベベルを小さくできる。また、拡大装置を利用することで根管の見落としも少なくなり、イスムスや歯根破折などの微細な構造も確認できる。また、従来ラウンドバーで行っていた逆根管充填窩洞の形成に関しても、拡大装置と超音波レトロチップを用いることで根管に追従した約3 mm の窩洞を形成することが可能となり、逆根管充填材の厚みを確保しやすい。ただし、術式の難易度は高く、十分な修練と習熟が必要である。

講演や雑誌でよく見る、あの分類および文献

Endodontic microsurgery

20 外科的歯内療法における歯種別での手術用マイクロスコープ使用・不使用による成功率の比較

出典　Setzer FC, Kohli MR, Shah SB, Karabucak B, Kim S. Outcome of endodontic surgery: A meta-analysis of the literature--Part 2: Comparison of endodontic microsurgical techniques with and without the use of higher magnification. J Endod 2012;38(1):1-10.
　　　吉田健二. 外科的歯内療法の新提案. the Quintessence 2017;36(4):720-736.

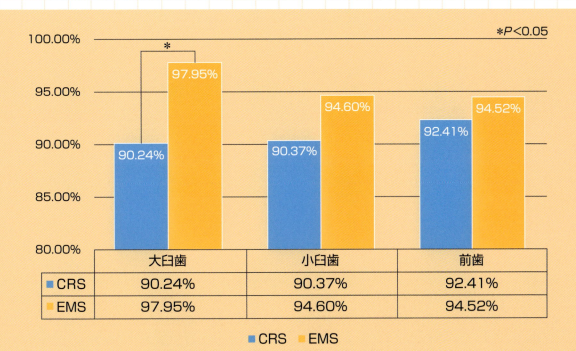

CRS(Contemporary Root-end Surgery)：裸眼あるいはルーペでの手術
EMS(Endodontic Microsurgery)：手術用顕微鏡使用による手術
吉田健二. 外科的歯内療法の新提案. the Quintessence 2017;36(4):723. より引用改変

解説者コメント：外科的歯内療法を裸眼やルーペで実施した場合と手術用顕微鏡下で実施した場合の成功率を、複数の研究からのメタアナリシスによって比較した研究である。大臼歯では有意に顕微鏡使用の成功率が高かったが、前歯と小臼歯では有意差を認めなかったと報告している。したがって、前歯部や小臼歯においては高倍率ルーペの使用を検討するのも一考であろう。しかしながら、顕微鏡視野での情報量はルーペのそれをはるかに凌ぐため、ある程度習熟すれば顕微鏡に優位性があると考えられ、視野の悪い大臼歯においては特にその使用が勧められる。

講演や雑誌でよく見る、あの分類および文献

21 下顎前歯部インプラント手術における動脈損傷：舌側表面への動脈分布パターン

出典　Tagaya A, Matsuda Y, Nakajima K, Seki K, Okano T. Assessment of the blood supply to the lingual surface of the mandible for reduction of bleeding during implant surgery. Clin Oral Implants Res 2009;20(4):351-355.

著者らは、5体の解剖所見と200名の患者のCT所見より、動脈の分枝が下顎骨内に侵入する部位（正中もしくは側方）を以下のように分類した。

解剖所見				
部位	側方	正中		
		A：オトガイ棘上	B：オトガイ棘内	C：オトガイ棘下
頻度	2/5 片側：0 両側：2	4/5	3/5	3/5
下顎下縁からの高さ	6.2mm (4.3〜7.9mm)	14.7mm (13.2〜15.6mm)	8.1mm (7.3〜9.0mm)	2.9mm (2.2〜3.5mm)

CT所見				
部位	側方	正中		
		A：オトガイ棘上	B：オトガイ棘内	C：オトガイ棘下
頻度	160/200 片側：72 両側：88	190/200	99/200	114/200
下顎下縁からの高さ	7.7mm (2.2〜13.7mm)	13.8mm (7.4〜18.4mm)	7.7mm (4.2〜13.5mm)	2.9mm (1.1〜7.0mm)

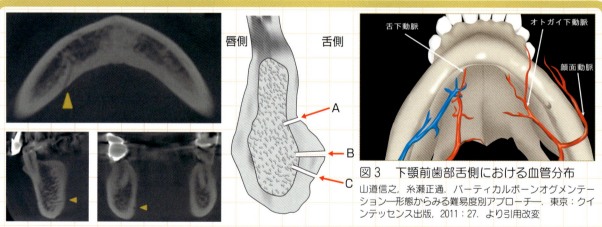

図1　側方孔を示したCT画像
図2　下顎正中部の血管分布パターン（矢状断）
　　　A：オトガイ棘上、B：オトガイ棘内、C：オトガイ棘下
図3　下顎前歯部舌側における血管分布
山道信之，糸瀬正通．バーティカルボーンオグメンテーション―形態からみる難易度別アプローチ―．東京：クインテッセンス出版，2011：27．より引用改変

解説者コメント：オトガイ孔間にインプラントを埋入する場合は、舌側の骨形態と、動脈の分枝の走行に留意する。下縁より15mm（平均値）の範囲は血管が侵入する可能性がある。骨外穿孔による出血は止血困難な場合もあり、無歯顎の症例などは、舌側への穿孔に十分に注意する必要がある。

22 臼歯部舌側の骨外穿孔のリスクファクターに関する分類

出典　Chan HL, Benavides E, Yeh CY, Fu JH, Rudek IE, Wang HL. Risk Assessment of Lingual Plate Perforation in Posterior Mandibular Region : A Virtual Implant Placement Study Using Cone-Beam Computed Tomography. J Periodontol 2011;82(1):129-135.

　著者らは、下顎第二小臼歯の5mm後方のCT画像（冠状断）において、下歯槽神経より2mm上方で頬舌側に引いたラインをもとに下顎骨形態を以下の3つに分類した。
・Convergent ridge type（収束型）
・Parallel ridge type（並行型）
・Undercut ridge type（アンダーカット型）
さまざまなタイプのインプラントをCT情報をもとに仮想埋入し舌側穿孔の可能性を調べた結果、Undercut ridge typeがもっとも穿孔する可能性が高いことが示唆された。

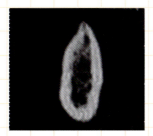

図1　Convergent ridge type（収束型）。

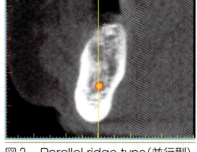

図2　Parallel ridge type（並行型）。

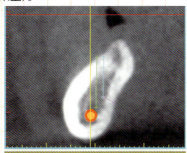

図3　Undercut ridge type（アンダーカット型）。

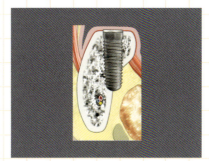

図4　Undercut ridge typeにおける骨外穿孔。

図1は山道信之、糸瀬正通. バーティカルボーンオグメンテーション―形態からみる難易度別アプローチ―. 東京：クインテッセンス出版、2011:37. より引用改変　図2～4はAl-Faraje L. Surgical and radiologic anatomy for oral implantology. Chicago:Quintessence Publishing, 2013:148-151. より引用改変

解説者コメント：下顎臼歯部にインプラントを埋入する際は、上記分類を参考に、必ずCT画像（冠状断）で顎骨形態を術前に把握する必要がある。パノラマX線写真で骨の高さがあるように見えても、顎骨形態および埋入方向によっては使用できるインプラントの長さは制限される。舌側の骨外穿孔は、舌下動脈および舌神経損傷のリスクがある。

講演や雑誌でよく見る、あの分類および文献

Intraoperative complications in oral implantology

23 結合組織採取時の動脈損傷：大口蓋動脈の走行パターン

出典　Klosek SK, Rungruang T. Anatomical study of the greater palatine artery and related structures of the palatal vault : Considerations for palate as the subepithelial connective tissue graft donor site. Surg Radiol Anat 2009;31(4):245-250.

著者らは、41体の解剖所見より、大口蓋動脈の走行パターンを分類し、歯槽部からの距離をそれぞれ計測した。それらのデータより、第一小臼歯から第二大臼歯において、歯槽部より5mmの幅であれば安全に結合組織が採取できると報告している。

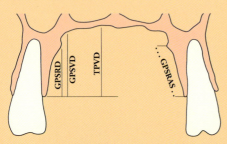

距離(mm)	全体 平均±SD	女性 平均±SD	男性 平均±SD
TPVD 4	14.8±3.6	14.5±3.0	15.0±3.9
GPSRD 4	3.1±1.0	3.2±1.3	3.1±0.8
GPSRAS 4	5.7±2.2	6.0±2.2	5.6±2.2
GPSVD 4	7.3±2.9	7.3±2.4	7.4±3.3
TPVD 7	17.7±4.2	16.7±3.1	18.5±4.7
GPSRD 7	5.1±1.9	5.1±1.8	5.2±1.9
GPSRAS 7	7.9±2.1	8.1±1.9	7.8±2.3
GPSVD 7	9.5±2.9	9.9±2.9	9.2±2.9

図1　GPSRD : greater palatine sulcus rim depth（大口蓋の縁の深さ）
GPSVD : greater palatine sulcus vault depth（大口蓋溝の深さ）
TPVD : total palate vault depth（口蓋板の深さ）
GPSRAS : greater palatine sulcus rim depth measured on the slope of alvelor process of maxilla along the bone（上顎歯槽突起に沿って計測した大口蓋溝の縁の深さ）

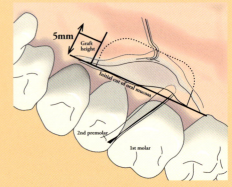

図2　結合組織を安全に採取可能な範囲。

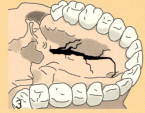 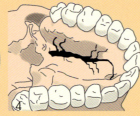

図3　頻度の多い大口蓋動脈の走行パターン（女性）
第一小臼歯部：38％、第一、第二大臼歯部：43％
図4　頻度の多い大口蓋動脈の走行パターン（男性）
第一、第二小臼歯部：56％、第二、第三大臼歯部：32％

解説者コメント：血管の走行はさまざまなパターンがあるが、一般的な血管の走行パターンを把握したうえで手術に望むべきである。多量の結合組織を採取する場合は、不意の出血にも対応できるよう、適切な止血器具（電気メスの止血用プローブ）や止血材料（希釈ボスミン、サージセルなど）を術前に準備する。さらに、大口蓋孔までを被覆した、止血プレートを作製しておくとより安全に手術可能である。

世界のインパクトファクターを決めるトムソン・ロイター社が選出

クインテッセンス出版のトムソンロイターシリーズ
講演や雑誌でよく見る、あの分類および文献

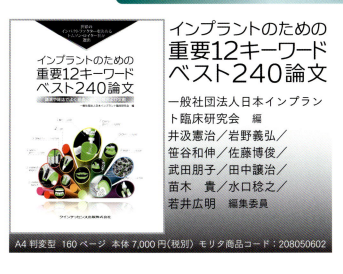

インプラントのための 重要12キーワード ベスト240論文

一般社団法人日本インプラント臨床研究会　編
井汲憲治／岩野義弘／笹谷和伸／佐藤博俊／武田朋子／田中譲治／苗木　貴／水口稔之／若井広明　編集委員

A4判変型　160ページ　本体7,000円（税別）　モリタ商品コード：208050602

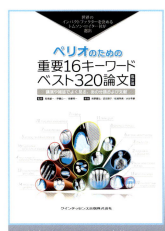

ペリオのための 重要16キーワード ベスト320論文 臨床編

和泉雄一／伊藤公一／佐藤秀一　監修
岩野義弘／武田朋子／松浦孝典／水谷幸嗣　著

A4判変型　208ページ　本体9,000円（税別）　モリタ商品コード：208050678

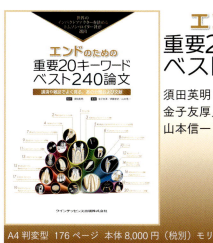

エンドのための 重要20キーワード ベスト240論文

須田英明　監修
金子友厚／伊藤崇史／山本信一　著

A4判変型　176ページ　本体8,000円（税別）　モリタ商品コード：208050688

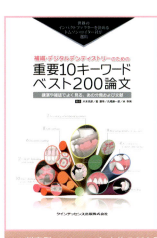

補綴・デジタルデンティストリーのための 重要10キーワード ベスト200論文

木本克彦／星　憲幸／丸尾勝一郎／林　幸男　著

A4判変型　144ページ　本体7,000円（税別）　モリタ商品コード：208050699

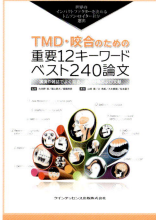

TMD・咬合のための 重要12キーワード ベスト240論文

古谷野潔／築山能大／桑鶴利香　監修
山﨑　陽／辻　希美／大木郷資／松本嘉子　著

A4判変型　168ページ　本体8,000円（税別）　モリタ商品コード：208050730

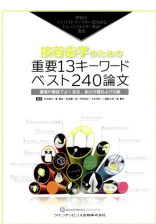

接着歯学のための 重要13キーワード ベスト240論文

矢谷博文／峯　篤史／奈良陽一郎／坪田有史／木本克彦／二瓶智太郎／星　憲幸　著

A4判変形　192ページ　本体9,000円（税別）　モリタ商品コード：208050788

 クインテッセンス出版株式会社　http://www.quint-j.co.jp/

〒113-0033　東京都文京区本郷3丁目2番6号　クイントハウスビル　TEL. 03-5842-2272（営業）　FAX. 03-5800-7592　e-mail mb@quint-j.co.jp

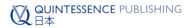

開業医のための口腔外科 重要12キーワード ベスト240論文
世界のインパクトファクターを決めるトムソン・ロイター社が選出

2017年9月10日 第1版第1刷発行

監　　修　　河奈裕正
　　　　　　かわな ひろまさ

著　　者　　角田和之 / 莇生田整治 / 宮下英高
　　　　　　つのだ かずゆき　あそうだ せいじ　みやした ひでたか

発 行 人　　北峯康充

発 行 所　　クインテッセンス出版株式会社
　　　　　　東京都文京区本郷3丁目2番6号　〒113-0033
　　　　　　クイントハウスビル　電話(03)5842-2270(代表)
　　　　　　　　　　　　　　　　(03)5842-2272(営業部)
　　　　　　　　　　　　　　　　(03)5842-2276(第1書籍編集部直通)
　　　　　　web page address　http://www.quint-j.co.jp/

印刷・製本　　株式会社創英

©2017　クインテッセンス出版株式会社　　　　　　　　　禁無断転載・複写
Printed in Japan　　　　　　　　　　　　　　　　落丁本・乱丁本はお取り替えします
ISBN978-4-7812-0576-2　C3047　　　　　　　　　定価はカバーに表示してあります